李祥舒

医疗经验集

孙三峰 主编

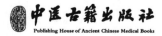

中医古籍出版社

Publishing House of Ancient Chinese Medical Books

图书在版编目（CIP）数据

李祥舒医疗经验集 / 孙三峰主编. — 北京：中医
古籍出版社, 2022.9
　ISBN 978-7-5152-2525-8

　Ⅰ.①李…　Ⅱ.①孙…　Ⅲ.①中医临床—经验—中国
—现代　Ⅳ.①R249.7

中国版本图书馆CIP数据核字（2022）第122934号

李祥舒医疗经验集

孙三峰　主编

策划编辑　姚　强
责任编辑　李　炎
封面设计　蔡　慧
出版发行　中医古籍出版社
社　　址　北京市东城区东直门内南小街16号（100700）
电　　话　010-64089446（总编室）010-64002949（发行部）
网　　址　www.zhongyiguji.com.cn
印　　刷　北京市泰锐印刷有限责任公司
开　　本　710mm×1000mm　1/16
印　　张　10.75
字　　数　162千字
版　　次　2022年9月第1版　2022年9月第1次印刷
书　　号　ISBN 978-7-5152-2525-8
定　　价　48.00元

编委会

主　编　孙三峰

编　委　张　亮　王　娟　王丽娜
　　　　葛杜鹃　吴立雨　秦丽娟

专家介绍

李祥舒，女，汉族，中共党员，1948年12月出生，1966年1月加入中国共产党，1968年2月参加工作。原北京市怀柔区中医医院院长，享受国务院政府特殊津贴。曾在怀柔县文教卫生局、怀柔县第一医院工作。曾被评为北京市有突出贡献科学、技术、管理专家，北京市三八红旗手、北京市先进工作者、全国卫生系统先进工作者。参加国家"七五""八五""九五"重点攻关课题的研究，先后获得国家级科技进步奖2项，部级科技进步奖6项，市级科技进步奖8项，区级科研成果奖11项。独立承担市中医管理局科研课题3项，获奖2项，申报市级科技进步奖1项，公开发表论文30余篇。

退休后被北京同仁堂中医、北京市中医医院、北京市怀柔区中医医院返聘出专家门诊。2012年被遴选为北京中医药"薪火传承3+3工程"李祥舒基层老中医传承工作室指导老师，2017年被遴选为李祥舒全国基层名老中医药专家传承工作室指导老师。

临床经验丰富，对脑病的预防、急救，内科的治疗、康复均有独到的学术见解和辨治思路，编写了怀柔区中医医院《中风病诊疗常规》，制定了1～4号系列中药处方，经临床应用，疗效满意。研制的复方消胀散治疗中风后手足肿胀效果突出，对肿瘤、肝炎、肝硬化、不孕症、月经不调、脾胃病、男科病等病症的治疗有独到见解和确切疗效。

前　言

　　李祥舒主任医师是原北京市怀柔区中医医院的老院长，享受国务院特殊津贴的中医专家，师从刘渡舟、王永炎等中医名家，从医50余年，在中医脑病领域深入钻研，临床经验丰富，救治了上万例疑难危重病患者，在当地享有盛名，深受百姓爱戴。

　　2012年，怀柔区政府启动基层中医药服务能力提升工程，李祥舒主任医师被评为首批怀柔区名老中医，并建立名医工作室开启传承之路，同年被北京市中医管理局遴选为北京中医药"薪火传承3+3工程"基层老中医传承工作室指导老师，孙三峰医师和张亮医师为其学术继承人。2017年被国家中医药管理局遴选为全国基层名老中医药专家传承工作室指导老师，培养医院和基层社区学术继承人10名，均在医院各科和各基层社区成为科室负责人，为基层中医药服务能力提升做出突出贡献，多次被区卫健委评为优秀带教老师。2022年，入选第七批全国名老中医药专家学术经验继承工作指导老师。

　　在多年的学术传承过程中，李祥舒主任医师始终严格要求自己，即使手术之后也坚持出诊，满足患者就医需求；患病卧床也手不释卷，把病房当教室，坚持为徒弟们授课，学风严谨，认真备课，亲自手书四大经典讲义，亲自手写批改学生作业2000余份，她高尚的医德医风和敬业奉献精神深深影响着一代代学术继承人。

　　为了更好地总结传承老中医专家的经验，李祥舒主任医师的学术继承人集体编写了这部书，从专病医疗经验、用药经验、诊法经验、医案、带教实录、学生读书心得、论文等方面全面归纳总结老师经验，原汁原味再现传承学习场景，相信本书的出版能够把老专家的经验更好地传播推广下去，惠及更多基层中医从业人员和中医爱好者。

但是，由于作者均为基层临床医师，写作水平有限，时间有限，错漏之处在所难免，欢迎广大读者不吝批评指正。这次出版，未来得及将老师的手书讲义、早期学生手写作业及老师的手写评语整理入书，也是不小的遗憾，希望能在后续的学术传承中加以总结提高，再版时进行完善补充。

目 录

一、医疗经验

（一）中风病因病机 / 1

    1. 风中经络，筋脉失养 / 1

    2. 痰瘀痹阻，蒙蔽清窍 / 2

    3. 肝风内动，气血逆乱 / 3

    4. 气虚血瘀，脉络瘀阻 / 3

    5. 肝肾不足，阴阳失调 / 4

（二）中风的治法 / 4

    1. 补虚祛风，化痰通络 / 5

    2. 祛痰化瘀，开窍醒神 / 5

    3. 平肝息风，滋阴潜阳 / 6

    4. 益气活血，祛瘀通脉 / 6

    5. 补肾填精，滋阴滋阳 / 6

（三）冠心病治疗经验 / 7

    1. 明识病因病机 / 7

    2. 治疗心得 / 8

    3. 同病异治，活法圆机 / 8

（四）更年期综合征治疗经验 / 9

    1. 明识病因病机 / 9

    2. 治疗心得 / 9

（五）痤疮治疗经验 1/ 10

（六）经方的合方应用经验 / 12

（七）头痛的六经辨证经验 / 14

（八）汗证治疗经验 / 15

（九）"肝硬化"的辨证特点 / 18

（十）湿邪辨治要点 / 19

（十一）中医外治法经验 / 21

    1. 慢性鼻炎 / 21

    2. 膝骨关节病 / 21

    3. 跟骨、膝关节疼痛 / 22

    4. 妇科炎症 / 22

    5. 类风湿性关节炎 / 22

（十二）烦躁证治 / 23

（十三）复发性口疮辨治经验 / 24

    1. 重视局部望诊 / 24

    2. 对病机的认识 / 25

    3. 临床用药特色 / 25

    4. 外治法 / 26

    5. 调摄 / 26

（十四）痤疮治疗经验2/ 27

（十五）脏腑辨证用于美容 / 31

1. 从肝论治之肝郁血瘀 / 31

2. 从三焦论证之三焦湿热，夹有瘀毒 / 31

3. 从脾论治之脾虚痰浊阻滞，夹有瘀毒 / 32

4. 从心论治之心血亏虚 / 33

二、用药经验

1. 常见补气药的区别应用 / 35

2. 香药小结 / 36

3. 藤类药物 / 37

4. 河车大造丸和左归丸的区别 / 39

5. 补气药的临床应用体会 / 40

三、诊法经验

1. 切脉 / 43

2. 脉诊 / 44

四、医案选粹

1. 肝硬化 / 47

2. 酒精性肝硬化 / 49

3. 泄泻 / 52

4. 泄泻 / 53

5. 泄泻 / 55

6. 腹胀 / 56

7. 阳痿 / 58

8. 耳鸣 / 59

9. 尿失禁 / 60

10. 湿热 / 61

11. 慢性咽炎 / 62

12. 慢性咽炎 / 63

13. 更年期综合征 / 64

14. 更年期综合征 / 66

15. 月经不调 / 68

16. 心悸 / 69

17. 眩晕 / 70

18. 背痛 / 72

19. 黄褐斑 / 73

20. 痤疮 / 75

21. 解亦 / 77

22. 痴呆 / 78

23. 过敏性鼻炎 / 79

24. 营卫不和 / 80

25. 解亦 / 81

26. 胸痹 / 82

27. 眩晕 / 84

28. 前列腺炎 / 84

29. 奔豚 / 86

五、论文选编

我们搞科研的体会 / 87

乌鸡白凤丸治疗中风病后痴呆 52 例近期疗效观察 / 90

中风预防片治疗中风先兆证 113 例近期疗效观察 / 95

李祥舒主任医师应用加味苓桂术甘汤治疗良性发作性位置性眩晕的

　　疗效观察 / 103

李祥舒六经辨证治疗汗证验案八则 / 108

改良复方消胀散熏洗结合针灸治疗脑梗死后肩手综合征疗效观察 / 116

清开灵注射液合血塞通注射液治疗缺血性中风 31 例临床疗效观察 / 126

附：学生读书心得

（一）读《少阳病》篇心得 / 131

（二）读《时病论》心得 1——春温 / 133

（三）读《时病论》心得 2——风温 / 136

（四）读《时病论》心得 3——温病 / 137

（五）读《时病论》心得 4——温毒 / 140

（六）读《时病论》心得 5——晚发 / 141

（七）对杏仁的认识 / 142

（八）桂枝加附子汤证思考 1/ 143

（九）桂枝加附子汤证思考2/ 144

（十）读《举痛论》心得 / 145

（十一）肾着方义 / 147

（十二）关于诸躁狂越、皆属于火的心得 / 148

    1. 外邪郁闭致烦躁 / 148

    2. 瘀热互结膀胱之狂躁 / 148

    3. 热扰胸膈，气机不畅致烦躁 / 149

    4. 热炽津伤，内扰神明致烦躁 / 149

    5. 邪热内传营分，耗伤营阴所致 / 150

    6. 痰火结聚所致发狂 / 150

    7. 邪热内陷心包所致高热躁狂 / 151

    8. 瘀热内结所致癫狂 / 151

    9. 阳明腑实证致烦躁谵语 / 152

（十三）关于"昼不精夜不暝"的心得 / 152

医家小传

这里有我毕生热爱的事业 / 155

一、医疗经验

（一）中风病因病机

中风在现代医学中称脑卒中，为高发病率、高死亡率、高致残率、高复发率疾病，是危害人类健康的重大疾病之一，其是以猝然昏仆，不省人事，伴有口眼歪斜、语言不利、半身不遂，或不经昏仆而仅以喎僻不遂为主症的一种疾病。临床上将中风分为中经络和中脏腑两大类，中经络者，病位较浅，病情较轻，一般无神志改变，仅表现为口眼歪斜，语言不利，半身不遂；中脏腑者，病位较深，病情较重，主要表现为神志不清，喎僻不遂，其病死率、致残率均较高。

李祥舒主任医师潜心研究中风数十年，亲自参与救治中风患者上万例，积累了丰富的临床经验。中风的发病原因多种多样，其病理变化机制较为复杂，依托历代医家从临床实践中对中风病证候的观察分析和辨证求因，总结出中风的病因病机，主要包括以下几种。

1. 风中经络，筋脉失养

关于中风发病的病因病机学说，唐宋以前多以外风立论。如《素问·风论》提出："风中五脏六腑之俞，亦为脏腑之风，各入其门户所中，则为偏风。风气循风府而上，则为脑风""风之伤人也……或为偏枯。"《灵枢·九宫八风》指出，邪风"内舍于小肠，外在于手太阳脉，脉绝则泄，脉闭则结不通，善暴死……其有三虚而偏中于邪风，则为击仆偏枯矣"，与今天的出血性中风和缺血性中风的描述颇有相似之处。隋代巢元方在《诸病源候论·风病诸候》中说："风半身不随候：风半身不随者，脾胃气弱，血气偏虚，为风邪所乘故也。"强调中风病由气血偏虚、风邪入侵所致。《太平惠民和剂局方》中也指出"皆因风邪中于经络"所致。近代医家张山雷也指出："古之中风皆是外因，治必温散解表"，同时现代学者对于上呼吸道感染与中风发病关系的研究也表明，气候突变之际是中风的好发之时，尤其好发于冬季；而在低温的环境中，中风发病率明显增高，这些均为风寒外邪是中风发病的主要病因，是其发作的重要危险因素提供了证据。

2. 痰瘀痹阻，蒙蔽清窍

中风高危因素中医证候学的研究发现，这类疾病痰证居多，痰作为病理产物和致病因素，在中风发病中起着重要的作用。《素问·通评虚实论》曰："消瘅仆击、偏枯痿厥……则膏粱之疾也。"金元时期的朱丹溪力主"湿痰生热"的中风病因学说，清末民初著名医家张山雷强调"肥甘太过，酿痰蕴湿，积热生风，致为暴仆偏枯，猝然而发……名以膏粱之痰"，均指出痰浊是其病因。清代陈士铎云："中风未有不成于痰者，非痰成于风也。"病存日久以致血瘀，如《血证论》云"须知痰水之壅，由于瘀血使然"，说明痰饮可致瘀，瘀血死血又可化饮，"痰滞则血瘀""血瘀则痰滞"。所以中风的关键病因是"痰瘀"。脾虚、肝郁、气血不足日久失治，及肆食膏粱厚味、醇酒无度等，皆易致痰瘀渐生，脉络渐阻，蒙蔽清窍；肝阳素旺，横逆犯脾，痰湿内生；肝火内热，炼液成痰，肝风挟痰火横窜经络，蒙蔽清窍，突然昏仆，喝僻不遂。近来，随着对缺血性中风病因病机认识的不断深入，痰瘀相关问题在缺血性中风治疗中的地位和作用逐渐受到学者的关注，痰浊和瘀血在中风发病中互为因果，共同推动病情发展。痰与瘀在血液流变学、微循环、自由基损伤以及血液生化改变等方面都有相同或相近的病理生理改变，说明了痰瘀相关学说的客观性。

3. 肝风内动，气血逆乱

《素问·至真要大论》曰："诸风掉眩，皆属于肝。"气的正常升降，赖肝木之疏泄条达，肝为阳脏，体阴而用阳，若阳升风动，脏腑气血逆乱，气血闭阻脑络则可发为中风。《素问·调经论》曰："血之与气并走于上，则为大厥，厥则暴死，气复反则生，不反则死。"情志失调，五志过极，心火暴亢；素体阴虚，肝风内动，水不涵木，复因忧思恼怒所伤，肝阳暴张，引动心火，风火相煽，血随气逆，上冲犯脑，则发为中风。元代戴思恭提出"肝热生风"病机，指出："五脏虽皆有风，而犯肝经为多；盖肝主筋属木，风易入之，各从其类。肝受风则筋缓不荣，或缓或急；所以有㖞斜、瘫痪、不遂、语涩等证。"张山雷《中风斠诠》云："肝胆火升，风阳陡动，扰乱神志，成为暴仆昏厥，或为目瞑耳聋、强直猝死诸般症状，皆有气血并走于上，冲击人脑，震动神经而失去其知觉运动之机制。"并引《内经》薄厥、大厥、煎厥等证，阐发了肝风内动之机制，指出中风卒仆、不知人事之病"盖皆由木火内动，肝风上扬，以致血气并走于上，冲击前后脑气筋，而为昏不知人，倾跌卒倒，肢体不用诸证"。

4. 气虚血瘀，脉络瘀阻

中风好发于中老年人，多因中年以后人之气血渐衰，元气渐弱。肾之精气亏损，生髓不足，髓海空虚，致使脑络中血行不畅，易发瘀阻而为中风。《素问·玉机真脏论》云："急虚身中卒至，五脏绝闭，脉道不通。"《素问·脉解》篇指出："内夺而厥，则为喑俳，此肾虚也。"直接指出患者肾虚元气亏虚，突发中风，瘀阻络脉，脉道气血不通病变。清王清任在《医林改错》中明确提出"半身不遂，亏损元气是其本源"。其病机是由于"元气既虚，必不能达于血管；血管无气，必停留而瘀"。临床上对中老年急性脑梗死证候特点分析发现，大多数患者多有不同程度的肢体功能障碍、血液流变学改变，与血栓形成有关的血小板活化因子含量的改变与血瘀脉络关系最为密切。

5.肝肾不足，阴阳失调

中医学认为，肝藏血、肾藏精，精血同源，相互化生。精主骨生髓充脑，是人体阴液之本，是为真精。真精者，对人体起着濡养作用，内而五脏六腑，外而形体官窍，无处不到。若肝肾不足，一则不能充养、濡润脏腑机体，二则不能涵阳，阳浮无制，阴阳平衡遭到破坏，则百病丛生，脑卒中更是如此。故《灵枢·本神》曰："五脏主藏精者也，不可伤，伤则失守而阴虚，阴虚则无气，无气则死矣。"清代叶天士在"内虚暗风"说的影响下，提出"内风乃身中阳气之变动"的观点，并且进一步阐明其病机的关键为"精血衰耗，水不涵木，木少滋荣，故肝阳偏亢，内风时起"。过分追求舒适生活，忽视劳逸结合；或者生活作息无规律，劳神过度、暗耗心血，使精血衰竭、肾精渐伤，不能荣养肝阴，终致肝肾阴亏而发为本病。另外中风好发于中老年人，多因人至中年之后，元气渐衰，肾之精气亏损，生髓不足，髓海空虚，致脑络中血行不畅，易发瘀阻而为中风。

李祥舒主任医师在上述病机的基础上，结合多年临床验证，首先提出中风病急性期"痰饮犯脑"病机，运用"化痰蠲饮"法治疗中风病急性期脑水肿取得较好的临床疗效，并创制了中风系列方剂。

（二）中风的治法

辨证论治是中医治疗学的精华所在。辨证施治中风患者，中医药具有一定的优势。中医对中风的治法主要有以下几种。

1. 补虚祛风，化痰通络

中风虽为内风所中，但外风亦可作为诱发因素之一，且中风发病后正气更虚，痰瘀阻络，营卫失调，更易为外风所袭，风邪与痰瘀相合阻络，补虚祛风、化痰通络是治疗内虚邪中的有效方法之一。对于络脉空虚，风邪乘虚入中或肝风夹痰阻于经络血脉证，临床多用秦艽、防风、羌活等祛风药以祛风，红花、当归、白芍、鸡血藤等药以养血活络，用丹参、桃仁、赤芍等药以化瘀。中医治病一直以辨证论治的思想为核心，几乎从来就没有单纯的治外风方，无一不是内外同治之方，临床处方用药，也常因时、因地、因人而有不同的加减变化。常用方剂有大秦艽汤、大续命汤、小续命汤、防风通圣丸等。而现代研究表明，风药多味辛，大多含有挥发油或扩张血管的物质，能扩张大脑及周围血管，促进血液循环，从而促进血肿吸收或对缺血脑组织加以保护，同时有助于瘫侧肢体的恢复。

2. 祛痰化瘀，开窍醒神

以痰为本，痰瘀互结，痹阻络脉实为中风的重要病机，因此痰瘀同治成为中风尤其是缺血性中风治疗的重要组成部分。汉代张仲景在《金匮要略·中风病脉证并治》篇中就有"侯氏黑散治中风"的记载，开创了痰瘀同治之先河。王纶在《明医杂著·问答》篇中认为"用血药而无行痰开经络达肌表之药以佐之，血药性属阴，颇凝滞，焉能流通经络，驱逐病邪以成功也"。极力倡导痰瘀同治法治疗中风，并反对只用血药不用痰药之说。临床常用涤痰汤、温胆汤、菱星承气汤、化痰通络汤等方剂。现代研究证实，化痰药及活血药同用，可以全面改善血液流变学的作用，降低血管阻力，抗凝，降脂，抑制变态反应性损害，有效清除脑梗死患者血浆中的氧自由基，减少自由基对神经系统的损害。

3. 平肝息风，滋阴潜阳

对于肝风内动，气血逆乱所致中风者，清代医家叶天士以"缓肝之急以息风，滋肾之液以驱热"为治法，并依据酸以收之、味厚以填之的具体用药原则善用酸味药和厚味药进行治疗。其后，近代医家张伯龙、张山雷、张锡纯进一步继承和发挥了叶氏之说，并结合现代医学知识，认识到本病的发生主要因肝阳化风，气血并逆，直冲犯脑所致，张锡纯之镇肝息风汤即为临床最常用方剂。

4. 益气活血，祛瘀通脉

气虚血瘀是缺血性中风的主要病机。清代医家王清任认为，气虚是本病之本。近年来有学者通过对缺血性中风、出血性中风与中医诊断的相关性研究表明，缺血性中风多为正气耗损，气虚则血流不畅，脉络痹阻致脑髓失养而发中风；出血性中风多表现为中脏腑，以阴虚阳亢证多见。通过从临床疗效、药理研究、病案举例等多方面进行论证，益气为治本之要，气行以消脉中之瘀，气旺以资新血生化之源，因此在治法上，益气活血，祛瘀通脉是防治缺血性中风的根本途径和重要方法，临床常用方剂为经典名方补阳还五汤。

5. 补肾填精，滋阴滋阳

根据《素问·阴阳应象大论》"精不足者，补之以味"，《难经·十四难》"损其肝者缓其中，损其肾者益其精"的治疗原则，中风应当以滋补肝肾法为基本治法。清代叶天士认为：中风多因"精血衰耗、水不涵木"所致，治疗当"补肾肝，以摄纳肾气为要"，提出滋补肝肾法为治疗中风的法则。临床多以熟地黄、山茱萸、石斛、麦冬等滋阴生津，以附子、肉桂、肉苁蓉、巴戟天等补肾阳；通过滋补肝肾可使肾精充足，脑髓得养，则神机得复，言语、智力障碍可减轻，且肝肾精血充足则筋骨得以濡养，可使患肢运动功能改善，从而提高患者生活质量。临床常用地黄饮子、左归丸、右归丸、地黄丸等方剂。

（三）冠心病治疗经验

冠心病是中医临床常见病，虽然目前心脏介入技术飞速发展，但仍有很多患者的症状得不到缓解，影响生活质量，李祥舒主任医师在冠心病的治疗方面积累了丰富的经验。

1. 明识病因病机

冠心病是临床常见的心血管疾病，发病率逐年增高。汉张仲景在《金匮要略》正式提出"胸痹心痛"的名称，关于其病因病机，古人多有论述。《杂病源流犀烛·心病源流》曰"总之七情之由作心痛，七情失调可致气血耗逆，心脉失畅，痹阻不通而发心痛"，《医门法律·中寒门》说"胸痹心痛，然总因阳虚，故阴得乘之"，《金匮要略》云"阳微阴弦，即胸痹而痛，所以然者，责其极虚也"。李祥舒主任医师遵循古训，认为胸痹病机虽多，总以正气不足、痰瘀阻络为主。正气不足，可表现为心、脾、肾等脏器功能失调。心气不足，推动血行无力，可致心脉瘀阻；脾气不足，健运失职，痰浊内生、痰瘀结聚，以致胸阳不振；肾气虚衰，不能鼓舞五脏之阳，可致心阳不振；肾阴亏乏，不能滋养五脏之阴，可引起心阴亏虚。心阳不振、心阴亏虚则气血运行滞缓、瘀血内阻，故出现胸中闷痛不适等症状。痰瘀之邪日久不去逐渐深入心之络脉，瘀血痹阻致心脉失养而发胸痹，即"久痛入络""久痛多瘀"。因此，正气不足、痰瘀阻络为冠心病心绞痛的致病之本。

2. 治疗心得

根据上述胸痹的病因病机，李祥舒主任医师认为，胸痹在治疗上应以扶正通络、祛瘀化浊为法，扶正与祛邪并用。扶正补虚，在注重心、脾、肾的基础上，突出温养心经、疏通心络、祛瘀化浊。扶正，一是培补心、脾、肾，固护正气；二是养心荣络，畅达心络。通络，一是活血祛瘀，二是疏通心络瘀塞。化浊，一是祛除脾虚痰浊，二是祛除心络瘀浊互结之毒。李祥舒主任医师治疗冠心病患者，常根据其基本病机为正气不足、痰瘀阻络的特点，临证多以扶正祛邪，活血化浊通络为治法，善用生晒参、党参、太子参、黄芪、桂枝、茯苓、白术、甘草等以益气扶正，用丹参、三七、桃仁、红花、葛根、川芎、郁金、当归、白芍以活血化瘀，用瓜蒌、薤白、半夏以蠲除痰浊，用全蝎、地龙、水蛭、鸡血藤以舒经通络。扶正与祛邪相互为用，达到扶正不留邪，祛邪不伤正，攻补兼施，效验颇多。对伴睡眠差、心胆气虚易惊等症者，处方中适当加用栀子、灵芝、合欢皮、柏子仁、珍珠母、夜交藤、酸枣仁等清心、养心安神之品，以提高疗效。

3. 同病异治，活法圆机

胸痹病性总属本虚标实，虚实夹杂。现代人生活压力大，中年患者随着年龄增大，气血渐亏，阴阳失衡，多伴有肝气郁滞的情况，李祥舒主任医师认为临床用药应在扶助正气的基础上兼顾从肝论治。压力过甚，肝失疏泄，肝郁气滞，血脉瘀滞，加重胸阳不振，心脉痹阻，而发胸痹。正如《玉机微义》所云"肝气通则心气和，肝气滞则心气乏"。治疗上应加入舒肝理气之品，常用柴胡、白芍、枳壳、川芎、郁金、佛手、降香、檀香、沉香、甘松等药。对于老年患者，从腑论治，以通为补，常加入瓜蒌、肉苁蓉、麻子仁、柏子仁等润肠通便之品。

（四）更年期综合征治疗经验

李祥舒主任医师业医 53 余载，孜孜以求，锲而不舍，潜心钻研祖国医学，擅长内科杂病，对妇女更年期疾病的治疗有独到见解。

1. 明识病因病机

李祥舒主任医师强调，更年期综合征涉及机体脏腑较多，证候复杂，应见病求源。明识病因、病机，乃临证治疗的第一步。肾气主宰人体的生长、发育、衰老过程，肾通过冲、任二脉管理好月经和生殖。《素问·上古天真论》曰："女子七岁，肾气盛，齿更发长，二七天癸至，任脉通，太冲脉盛，月事以时下，故有子……七七任脉虚，太冲脉衰少，天癸竭，地道不通，故形坏而无子也。""地道不通"与肾相关，"任脉虚，太冲脉衰少"缘因肾阴不足，明确了肾阴亏虚，天癸衰竭，精血不足，冲任不通为根本原因。

此外，肝肾同源，肾阴不足，则水不涵木，致肝阳上亢，出现烘热汗出、口干口苦等症状；心肾水火相济，肾精不足，可致心肾不交，火扰心神则出现心悸失眠、眩晕耳鸣、情志异常等症状；脾与肾相互依赖，脾赖肾阳以温煦，阴损及阳，肾虚阳衰，火不暖土，脾失健运之功，精微物质不能输布，故病情较重的患者多体形消瘦，营养不佳。诸脏同病是更年期综合征的一大特点，相关脏器主要为肾、心、肝、脾。

2. 治疗心得

李祥舒主任医师从几十年的临床经验中得出治疗本病应以补肾为第一大法，但一味补肾收效欠佳的结论，认为人体脏器的衰老是自然规律，不可逆转，女子绝经期肾气已衰、肾精匮乏，故治疗重点在于调理阴阳、气血，使阴平阳秘，气血调和。李祥舒结合病机治疗更年期综合征多以补肾为主，兼以养肝、疏肝、健脾、养心、宁心、安神，以二仙汤、知柏地黄汤、青蒿鳖甲汤、百合地黄汤、桂枝汤、逍遥散、柴胡加龙骨牡蛎汤、甘麦大枣汤、生脉散、血府逐瘀汤等合方加减治疗。肝肾阴虚明显者，加二至丸、枸杞、桑椹子、首乌、黄精；痰热内扰者，加竹茹、胆星、黄连、石菖蒲；心虚胆怯者，加龙骨、牡蛎、远志；肝郁者，加柴胡、郁金、香附、玫瑰花、合欢花；血虚者，加当归、生地黄、白芍、川芎、阿胶；阴损及阳者，加菟丝子、杜仲、肉桂、附子。

李祥舒认为，脾胃为后天之本，气血生化之源，脾胃健则津充血足、阴液得补，故用太子参、党参、大枣、甘草、茯苓等甘药健脾胃；且甘草、大枣味甘润燥缓急，对临床表现肝郁气滞者尤有良效，符合《内经》"肝苦急，急食甘以缓之"之旨。

李祥舒对更年期综合征除予药物治疗外，还强调进行心理调摄。更年期综合征临床表现复杂，就诊之时，患者往往已在心内科、肾内科、呼吸科等多科辗转求治，发病已非初期。长期的病痛折磨，常常会使患者失去治愈的信心，悲观失望，这将进一步加重病情。在诊疗过程中，注重引导患者的情绪，使患者充分意识到更年期是一个生理过程，从而消除各种情绪因素造成的不良影响，调动患者提高自我调节与自我控制能力，从而达到尚未用药，病已好大半的效果。

李祥舒认为，辅助体育锻炼，也有利于患者身心康复。嘱患者坚持锻炼，一者疏通气血、调畅气机，二者分散患者对疾病的注意力，改善患者心理状态。并指导患者适当进食如菠菜、苦瓜、百合、芡实、大枣等疏肝理气、养心安神、补血之品，以助药效。

（五）痤疮治疗经验 1

痤疮是毛囊皮脂腺单位的一种慢性炎症性皮肤病，主要好发于青少年，对青少年的心理和社交影响很大，但青春期后往往能自然减轻或痊愈。临床表现以好发于面部的粉刺、丘疹、脓疱、结节等多形性皮损为特点，皮损好发于面部及上胸背部。痤疮的发生主要与皮脂分泌过多、毛囊皮脂腺导管堵塞、细菌感染和炎症反应等因素密切相关。痤疮的非炎症性皮损表现为开放性和闭合性粉刺，粉刺进一步发展会演变成各种炎症性皮损，表现为炎性丘疹、脓疱、结节和囊肿，还可融合形成大的炎性斑块和窦道等。炎症性皮损消退后常常遗留色素沉着、持久性红斑、凹陷性或肥厚性瘢痕。

西医治疗方法主要包括：①局部外用药物：维A酸类、过氧化苯甲酰、抗生素类（克林霉素、红霉素、氯霉素等）、硫黄洗剂等；②口服抗生素：首选四环素类，其次大环内酯类；③口服异维A酸；④抗雄激素治疗；⑤口服糖皮质激素；⑥物理治疗。

中医治疗痤疮有较好的疗效。李祥舒主任医师认为本病多因素体阳热偏盛，肺经蕴热，复受风邪，熏蒸于上而发；或过食辛辣肥甘厚味，助湿化热，湿热互结，上蒸而致；或脾气不足，运化失常，湿浊内停；或冲任失调，气滞血瘀，湿热痰瘀凝滞肌肤而发。

李祥舒主任医师辨证首重病史，将病程、年龄、体质、饮食习惯等结合考虑。认为病初起而发为邪热炽盛，邪在皮肤，日久则邪壅滞经脉；青春发育期，以阳热盛为主，中年妇女多冲任失常；体壮者多火，体弱者多阴虚；肥胖者多痰湿，平素嗜酒肥甘者多湿热。且重视查看皮疹形态，皮损为针头大小的毛囊性丘疹，色红，顶端可出现小脓包，或为白头粉刺、黑头粉刺者，多属风热郁于肌肤；皮损为囊肿、脓肿，色鲜红，亦可见紫红色结节，多为湿热蕴于肌肤；若囊肿、脓肿呈暗红色或正常肤色，甚至破溃形成窦道疤痕，常伴皮脂溢出者，多属痰浊阻滞；皮损硬肿难消，色暗日久则为瘀阻血脉。

李祥舒主任医师治疗本病重视药证相应，用药主要从以下几方面考虑：

（1）清热解毒：临床喜用五味消毒饮，金银花清气血热毒为主；紫花地丁、天葵子、蒲公英、野菊花均有清热解毒之功，配合使用，清解之力尤强，并能凉血散结以消肿止痛，是治疗本病初中期必用之方。还常选用黄芩、生山栀、石膏、连翘、大黄、虎杖、白花蛇舌草、积雪草等药，认为积雪草具有清热解毒、利湿消肿的作用，是一味治疗皮肤病的良药。

（2）清热凉血：多用牡丹皮、赤芍、紫草、生地等药。

（3）清热利湿：常用苦参、地肤子、茵陈、青蒿、黄柏、黄连、生薏米、白鲜皮、苍术、白茅根等药。

（4）活血化瘀：多用牡丹皮、赤芍、穿山甲、丹参等药。

（5）软坚散结：多用海藻、三棱、莪术、鳖甲、夏枯草、浙贝母、元参、生牡蛎等药。

此外，还常用蛇蜕、蝉蜕等药，取其脱毒之效、以皮治皮之意。

李祥舒主任医师还经常采用外治法，以龙珠软膏外用。龙珠软膏能清热解毒，消肿止痛，祛腐生肌，有很好的治疗效果。

李祥舒主任医师非常重视日常调护，要求患者每日一到两次温水洗脸，清洁皮肤，忌用手挤压或搔抓皮损；忌用油脂类、粉类化妆品和含有糖皮质激素的软膏及霜剂。在痤疮治疗期间，严格忌口非常重要，常有因不愿忌口而久治少效者，有因忌口不严痤疮时休时止者，有因贪吃禁物而引发痤疮暴发者。总之，辛辣、海鲜、酒类、咖啡等物，在治疗期间应一律严禁食用。还要改变不良的生活习惯，劳逸结合，调畅情志，减轻心理负担，有战胜疾病的信心。

（六）经方的合方应用经验

张仲景在《伤寒杂病论》首创六经辨证，开中医辨证论治之先河，为后世留下了许多疗效卓著的方剂，被尊为"方书之祖"，所载方剂被称为"经方"，目前仍广泛应用于临床各科。

在中医临床工作中有些习用经方的医师，认为经方配伍已臻完善，临床应按原方药物组成及剂量配伍比例，不尚加减，并应遵循方证相应的原则，"有是证，用是方""但见一证便是，不必悉具"。这种观点难免桎梏了经方的应用，不能充分发挥经方的治疗作用。

李祥舒熟读中医经典，对《伤寒论》有深入研究，在数十年的中医内科临床实践中积累了丰富的经方运用经验。其早年亦擅长运用经方单方治疗外感热病及内伤杂病，后来诊治了很多脑血管病、阿尔茨海默病、帕金森病、冠心病、肿瘤、肝硬化、血小板减少症、顽固性皮肤病、类风湿性关节炎等慢性病，这些疾病大多病程较长，发病因素复杂，病人体质特殊，临床症状表现多端，病机复杂，很难用经方单方或简单加减去治疗，因此总结出了治疗这些病症应用经方合方形成大方、复方图治的经验，临床疗效很好。

方剂的联合应用滥觞于张仲景，早在《伤寒论》中就记载了桂枝麻黄各半汤、桂枝二越婢一汤、柴胡桂枝汤等合方，为临床经方合方应用开阔了思路。

后世医家在经方合方应用中积累了丰富的经验，并由此创制了许多新方，以小柴胡汤为例，刘渡舟先生就用到了柴胡陷胸汤、柴胡四物汤、柴胡温胆汤、柴平汤、柴苓汤、柴胡茵陈蒿汤等合方形成的新方剂。

湖南中医药大学彭坚教授擅长运用经方合方治疗疑难病，比如应用麻黄附子细辛汤合苦酒汤治疗急性咽喉炎，乌梅丸合白头翁汤治疗霉菌性阴道炎，甘草泻心汤合升麻鳖甲汤治疗白塞氏病，柴胡剂合桂枝茯苓丸治疗哮喘，瓜蒌薤白半夏汤合苓桂术甘汤、五苓散等合方治疗糖尿病并发症。除了运用经方合方治疗疑难病，他还擅长运用经方合时方治病，比如应用真武汤合吴茱萸汤、潜阳丹治疗血管性头痛，柴胡桂枝汤合二妙散、止痉散治疗身体疼痛，桂枝茯苓丸合黄连解毒汤、五味消毒饮、犀角地黄汤治疗痤疮，麻黄附子细辛汤、桂枝茯苓丸合百损丸、阳和汤治疗股骨头坏死，小青龙汤、乌梅丸合缩泉丸、玉屏风散治疗过敏性鼻炎等。

李祥舒主任医师治疗顽固性失眠常应用酸枣仁汤、交泰丸、安神定志丸等合方，治疗妇女更年期综合征应用二仙汤、知柏地黄汤、甘麦大枣汤、逍遥散等合方，不胜枚举。曾治一例陈姓女患者，冠心病史，有心悸、乏力、胸闷、失眠等一系列症状，李祥舒主任医师开完处方后指出，这个方子为生脉散、丹参饮、苓桂术甘汤、桂枝甘草龙骨牡蛎汤等方合方，主要针对患者心阳不振，痰饮瘀血内阻，心肾不交，心神不宁的病机。对于这种病机复杂的病症，必须运用经方合方，或者经方时方合方，取效肯定优于一般的经方单方治疗，值得我们在临床应用上进一步研究总结。

（七）头痛的六经辨证经验

头痛为临床常见病变，很多患者都为头痛所苦。中医认为头为"诸阳之会""清阳之府"，又为髓海所在。凡五脏精华之血，六腑清阳之气，皆可上注于头。若六淫之邪外袭，上犯巅顶，邪气稽留，阻抑清阳，或内伤诸疾，导致气血逆乱，瘀阻经络，脑失所养，均可发生头痛。

头痛用药要突出辨证识症。头痛有何因何经何脏之异，其脉症亦有不同，而首选要辨虚实，审久暂，分表里，察性质，如此辨证识症，才能举纲定格。名医章次公认为"头痛有虚有实，实则当清当散，虚则当温当补"，同时指出从脉辨虚实，头痛属虚者，按其脉忽大忽小，甚则左右不相符合。张景岳指出"凡诊头痛者，当先审久暂，次辨表里"，又说"暂病者必因邪气"，多属实证，如外感头痛，火邪头痛；"久病者必兼元气"，有阴虚头痛、阳虚头痛，多属虚证，然亦有久病而实者，又当因脉因症而详察之。次分表里，有表邪外袭者，风寒外袭于经，治宜疏散，最忌清降；有里邪者，火邪炽于内者，治当清降，最忌升散。同时还要根据头痛的性质和伴有症状，辨明病机。如湿热头痛，头重如裹；气虚头痛，隐隐缓痛，倦怠耳鸣，九窍不利；血虚头痛，昼轻夜重；火热头痛，头痛如裂；风寒湿头痛，身重恶寒等。对于突发性剧烈头痛伴呕吐、偏瘫、高热、神志不清者，则要采取急救措施。

临证辨治头痛的基本要素大约有三条：一是能明确病位，二是能确定病性，三是能明确致病邪气的性质。以六经辨证论治头痛完全可以满足以上条件。

（1）与经脉循行部位相关的头痛，是指头痛发生在经脉循行部位者，如太阳头痛、阳明头痛、少阳头痛、厥阴头痛。

（2）与六经病病机相关的头痛，是指与六经病相关的头痛，如太阳头痛指伤寒太阳病头痛，阳明头痛指伤寒阳明病头痛，等等。《兰室秘藏·头痛门》

所补出的太阴头痛与少阴头痛亦属此类。六经头痛不但包括外感头痛，还包括内伤头痛。头痛是极其复杂的病症，不仅在病因病机方面有外感内伤之不同；就病位而言，还可以涉及脏腑及其经脉。显然，对六经头痛从单一方面理解是不全面的。

（3）三阴三阳六经病病机与经脉循行部位相结合。如果将以上两种认识结合起来，则更适应临床需要。《冷庐医话·头痛》："头痛属太阳者，自脑后上至巅顶，其痛连项；属阳明者，上连目珠，痛在前额；属少阳者，上至两角，痛在头角。以太阳经行身之后，阳明经行身之侧，厥阴之脉会于巅顶，故头痛在巅顶。太阴、少阴二经虽不上头，然痰与气逆壅于膈，头上气不得畅而亦痛。其辨证之法，六经各有见症。"明秦景明在《症因脉治·头痛论》中指出"伤寒门头痛，皆是三阳经表症，今在杂病门，虽分外感内伤，然三阳三阴，皆有头痛。"

任何疾病就其属性而言不离阴阳虚实，不出五脏六腑十二经脉，其病不属外感即是内伤。因此，将三阳三阴以及所属的脏腑经脉与外感内伤的病因病机有机结合起来对头痛进行辨证论治，既符合临床亦切合实用。

（八）汗证治疗经验

汗证是临床常见的病证，一般可分为自汗、盗汗、绝汗、战汗、黄汗等。汗液的异常是脏腑功能失调的表现，其病因病机主要有六：营卫不和、里热炽盛、湿热熏蒸、阴虚火旺、阳气衰微、正邪纷争。历代治疗汗证的方法不断丰富，不仅有单方、验方，而且有复方；不仅使用内服药，而且使用外用药。

《素问·宣明五气论》："五脏化液，心为汗。"《素问·阴阳别论》："阳加于阴，谓之汗。"《素问·经脉别论》："饮食饱甚，汗出于胃；惊而夺精，汗出于心；持重远行，汗出于肾；疾走恐惧，汗出于肝；摇体劳苦，汗出于脾。"

《伤寒论》将外感病汗出分为絷絷汗出、自汗出、大汗出、手足濈然汗出、额汗、头汗出、汗出而喘、盗汗、黄汗等，并创制了许多名方，如调和营卫的桂枝汤、清热生津的白虎汤、通下泻火的承气汤、利湿退热的茵陈蒿汤、回阳固脱的四逆汤等。

《千金方》载有治伤寒病后汗不止十一方，其中牡蛎散自谓"止汗之验无不出于此方"，此外，又有麻黄根、牡蛎、甘草、雷丸、干姜作粉扑身止汗的外治方，堪称汗证专方之始。

《丹溪心法》"自汗属气虚、血虚、湿、阳虚、痰……人参、黄芪，少佐桂枝；阳虚附子亦可少用，须小便煮；火气上蒸胃中之湿，亦能汗，凉膈散主之……自汗大忌生姜，以其开腠理故也""盗汗属血虚、气虚……东垣之当归六黄汤甚效，但药性寒，人虚者，只用黄芪六一汤。盗汗发热，固阴虚，用四物加黄柏。兼气虚，加人参、黄芪、白术"。

《景岳全书》"自汗、盗汗亦各有阴阳之论，不得谓自汗必有阳虚，盗汗必属阴虚也"。

《伤寒指掌·自汗论》："伤风则恶风自汗；伤湿则身中自汗。中暑则脉虚、烦渴、自汗。湿温则妄言自汗。风温则鼾眠自汗。柔痉则搐搦自汗。阳明则潮热自汗。劳倦则身倦自汗。亡阳则漏不止自汗。阳明胃土虚，中寒，脾不约束津液，横溢四肢，犹如阴淫盛雨滂沱，故汗出而冷也。"

《医医病书·自汗论》："自汗不止，今人悉用黄芪、浮麦，他法概不知之。伤寒漏汗，治以桂枝加附子汤；中风自汗，治以桂枝汤；风温自汗，治以辛凉，佐以苦甘，如桑叶、连翘之类；中暑自汗，治以白虎，狂汗不止，脉芤者，加人参，亦有用生脉散处；阳虚自汗，轻则用人参、黄芪，重则用桂、附、术、甘；肺虚自汗，用沙参、麦冬、五味子、霜桑叶之类；心虚自汗，用秋小麦、人参、柏子仁、龟板之类，重者用龙骨牡蛎救逆汤；阴虚不受阳纳之自汗，（而盗汗）治以介属潜阳，大固肾气；湿家燥家自汗，均以护阳为主；痰饮咳嗽自汗，即用发汗之麻黄、单用其根，以收太阳归纳之气。"

下面是李祥舒主任医师治疗汗证验案一则：

于某，男，51岁，2013-4-9初诊，凌晨胸闷，汗出两月余，在我院查心电图等未见异常，予口服虚汗停胶囊等药物无效，又按阴虚盗汗处以中药汤剂，方以青蒿鳖甲汤加麻黄根等止汗之品，服用十余剂效不显来诊。刻下症：凌晨胸闷，汗出，昼则神疲乏力，夜眠多梦，纳食可，二便调。舌暗苔白腻，脉弦细。夜间出汗并非悉属阴虚，且患者汗出之时为胸闷后清醒状态。

诊断：汗证　气虚不固　胸痹　瘀血痹阻

方药：太子参30g　白术20g　云苓20g　五味子12g

　　　浮小麦30g　麻黄根6g　炒枣仁20g　柏子仁10g

　　　丹参10g　红花10g　生牡蛎20g　石菖蒲12g

　　　远志12g　琥珀6g　枸杞子20g　醋鳖甲10g

　　　7剂，水煎服，日1剂，早晚分服。

二诊（2013-4-16），汗出减，神疲乏力好转，二便调，多梦，舌脉同前。证属心脾两虚，中焦湿蕴。患者嗜酒，久服则湿热内生，故治以健脾养心，清利湿热。

方药：生黄芪15g　生薏米30g　山药10g　白芍10g

　　　云苓30g　当归10g　五味子12g　乌梅10g

　　　炒枣仁15g　柏子仁10g　炒苍术15g　菖蒲10g

　　　远志10g　茵陈15g　怀牛膝20g　菟丝子10g

　　　益母草6g　蜈蚣2条　陈皮10g

　　　7剂，水煎服，日1剂，早晚分服。

三诊（2013-4-25），汗出已止，胸闷减，入睡快，神疲乏力明显减轻，改予丸药善后。

以本例患者能看出汗证病机复杂，可涉及气虚、阴虚、湿热、瘀血等，不可以自汗气虚、盗汗阴虚一概论之，更不可以玉屏风散、牡蛎散等固表止汗之方一方统之，必须谨守病机，合理遣方用药，方可获良效。

（九）"肝硬化"的辨证特点

姜某，男，59 岁，为慢性肝炎、肝硬化患者。脾厚 4.9cm，门静脉内径 1.5cm。两年来，一直在李祥舒主任医师这里服药控制。患者刚来的时候面色青黑深暗，缺少光泽，舌苔黄厚腻，中间有大裂沟。经过一段时间的治疗，患者的面目改变很大。面部有了光泽，深暗的颜色变浅，舌苔变薄，舌中的裂沟变浅。虽然还没有复查 B 超，但是对于慢性肝炎、肝硬化的病人来讲，已经是一个不小的进步。

肝硬化的患者，他们的肝脏呈慢性弥漫性的损害，而病变中晚期，肝脏因纤维化而质地变硬，重量减轻，体积缩小，肝脏内部的细胞萎缩，这种病理变化过程属于中医"痿"的范畴。中医有句话，叫"治痿独取阳明"，阳明是指脾胃而言。在肝硬化患者的治疗过程中，也应该着重考虑"脾胃"，一定要健脾，所谓"见肝之病，知肝传脾，当先实脾"。脾胃好了，吃得下饭，咽得下药，患者才有生机。脾胃功能稳定而强健，身体的恢复才会快。

肝脏"体阴而用阳"，体阴就是指肝藏血，以血为养。肝脏萎缩，血分不能充分地濡养肝脏，肝脏藏血的功能不能充分发挥，患者的面色就会晦暗，并有头晕、心慌等症状，所以在治疗的时候，一定要考虑到血的因素，要养血。在照顾脾胃气分的同时，还要照顾血分，也符合方子气血阴阳平衡的需要。照顾了"体阴"，还要照顾"用阳"。肝脏是"将军之官"，主决断。肝病患者性情都比较急躁古怪。中医认为是有气郁存在，在治疗上，应该佐以适当的行气药物，以起到疏肝解郁的作用。而行气药物的比例一定要考虑患者的体质，如果是正虚邪实，那么行气药物不能过多，否则反会加重患者的虚弱状态，或者显得偏于温燥。

在肝脏纤维化的过程中，肝脏的质地逐渐变硬，中医叫作"癥瘕积聚"，一定有瘀血和络脉不通的情况存在。所以在方子中，一定要加上软坚散结和活血通络的药物，通络的药物就好像清道夫，能加强组织血管内的疏通能力，排除挡路的有害物质和垃圾，使药效明显提高。李祥舒主任医师经常在一般的软坚散结、活血药物基础上，加上山甲等虫类药，以加强通络的效果。

肝病患者一般有黄疸，按照中医的说法，是有湿热瘀毒留在体内，排出受阻，所以不要忘记针对湿热瘀毒的症状采用清利湿热和解毒的药物。《伤寒论》中的茵陈蒿汤就是有代表性的方剂，用来治疗黄疸病人的瘀热在里。

肝硬化后期患者往往都有腹水，李祥舒主任医师还会适当地酌加茯苓（皮）、猪苓、大腹皮等药物来消肿。

对于这个患者，李祥舒主任医师在2014年9月18日的处方就很有代表性：

> 生黄芪 20g　山药 20g　生白术 10g　茯苓 20g
>
> 当归 10g　炒白芍 10g　醋香附 10g　郁金 10g
>
> 茵陈 15g　青蒿 10g　炒栀子 10g　炮山甲 6g
>
> 醋鳖甲 10g　海藻 10g　法半夏 9g　生牡蛎 20g
>
> 鸡内金 10g　水红花子 10g　醋莪术 10g　醋没药 6g
>
> 7剂，颗粒剂，水冲服，日1剂。

首先是健脾药，考虑到患者久病入肾，这里用了山药。黄芪、山药、白术、茯苓健脾益气，兼以补益肾气。当归、白芍养血，香附、郁金行气，青蒿、栀子透热解毒，法半夏化痰，山甲、鳖甲、海藻、牡蛎软坚散结，莪术、没药活血通络，茵陈、水红花子清利湿热保肝。

虽然患者时有感冒、咳嗽等小毛病，仍会在方中有加减，但是总体的思路一直是这样：健脾、养血、活血、通络、解毒、软坚散结。

（十）湿邪辨治要点

在门诊临证过程中，有很多缠绵难愈的慢性病患者证候中都存在湿邪，而治法有利湿、燥湿、化湿等，虽只一字之差，但是遣方用药各不相同。李祥舒主任医师指出，必须清楚认识湿邪的致病特点，区分不同治法用药的细微差别，才能保证临床疗效。

湿邪为外感六淫之一，其性潮湿、黏滞、重浊、固着。长夏气候潮湿、坐卧湿地、汗出沾衣，均易感受湿邪。凡临床症状表现为水分较多或湿润者，均是湿邪为患。如皮肤瘙痒、水液渗出者为"湿疹"；大便稀薄是"湿盛则濡泻"；咳嗽痰稀，痰声漉漉，胸闷气急者为"痰湿阻肺"；泛吐清水，肠间水声，舌润苔腻者为"水湿内停"；全身浮肿，小便不利者为"水湿泛滥"。

湿邪致病，其性黏滞而固着，病程较长，缠绵胶结，很难速愈；湿性趋下，"伤于湿者，下先受之"，常见下肢痹症、湿性脚气、下肢湿疹等。

湿邪易阻碍气机，多有舌苔厚腻垢浊的见证。临床表现为头重如裹，昏昏欲睡者，为"湿蒙清阳"；恶心呕吐，胸闷脘胀，胃纳不馨，便溏，口淡口甜者，为"湿阻脾胃"；肢体肿胀，重滞难举，困倦乏力者，为"湿阻经络"；小便浑浊，频数不利，妇女带下黏稠，气味腥臭，色秽黄浊者，为"湿热下注"。

如果湿与热结，或为下痢，或为黄疸。内湿为病理产物，与脾的病理变化有密切关系。湿为阴邪，得温则化，得阳则宣。

湿邪的治疗最重要的是给邪以出路，"治湿不利小便，非其治也""其在皮者，汗而发之"。常用治法和药物简述如下。

化湿药气味芳香，性偏辛温，如藿香、佩兰、香薷、石菖蒲等；燥湿药药性苦温，如苍术、厚朴、白芷、草豆蔻、草果等；渗湿药多为淡味，如茯苓、薏苡仁、猪苓、泽泻等；利湿药亦多为淡味，通过通利小便消除水肿，如冬瓜皮、葫芦、赤小豆、泽漆等；逐水药多苦而有毒，药性峻烈，通过大便排除湿浊，如甘遂、大戟、芫花、商陆、牵牛子、巴豆、千金子等；祛风湿药多为辛温之品，风能胜湿，如独活、威灵仙、川乌、雷公藤、伸筋草、蚕沙、寻骨风、松节、海风藤、老鹳草、路路通等；散湿药是把湿从体表发散出去，如麻黄、防风、香薷等；利湿通淋药用于湿热淋证，如车前子、滑石、木通、石韦、萆薢、海金沙、瞿麦、萹蓄、地肤子、冬葵子等；利湿退黄药用于湿热黄疸，如茵陈、金钱草、虎杖等；清热燥湿药性味苦寒，用于湿热证，如黄芩、黄连、黄柏、龙胆草、秦皮、苦参、白鲜皮、椿皮等。

在临床应用上述药物时，还要注意辨证配伍行气药、健脾药、温里药、清热药等以提高疗效，同时要因证选药，有津液耗伤、脾胃阴虚、津液不足的时候，就是证候禁忌。而且要中病即止，不能太过。还要注意煎服方法，芳香化湿药不宜久煎，一定要后下才能保证疗效。

（十一）中医外治法经验

中医外治法源远流长，早在《黄帝内经》中就有"桂心渍酒，以熨寒痹""白酒和桂以涂风中血脉"的记载，汉代张仲景《伤寒杂病论》中亦记载有猪胆汁蜜煎导滞、百合洗方、苦参汤洗方、雄黄熏治等外治法，李祥舒主任医师在临床除应用中医辨证论治开具内服中药汤剂之外，对有些疾病也配合以外治法，能够显著提高临床疗效。

1. 慢性鼻炎

方药：桑叶 10g　菊花 6g　金银花 10g　辛夷 6g
水煎后熏治。

风寒之邪滞于鼻窍，久而化热，症见鼻塞、流浊涕，有时伴头痛，运用外治法可直达病所，清热解毒，宣通鼻窍，清利头目。

2. 膝骨关节病

方药：当归 30g　鸡血藤 30g　川芎 15g　红花 10g

　　　乳香 10g　没药 10g　伸筋草 30g　全蝎 6g

　　　水蛭 6g　桂枝 15g
上药制粗末装布袋蒸热后温熨患处。

因年龄、劳损、创伤等因素导致膝骨关节病，以膝关节疼痛、功能受限为主要表现，属中医"痹症"范畴。中医认为"不通则痛、不荣则痛"，故治当养血荣筋，活血通络定痛。方以当归、鸡血藤、川芎、红花养血活血，乳香、没药活血止痛，伸筋草舒筋止痛，配以水蛭、全蝎等虫类搜剔之品，通络止痛，同时温熨的方法还可以温经通络止痛。

3. 跟骨、膝关节疼痛

方药：鸡血藤 30g　乳香 15g　没药 10g　全蝎 6g

　　　丁香 3g　莪术 10g　青风藤 30g

水煎外洗。

跟骨、膝关节疼痛多为退行性病变，以疼痛为主要表现，故治以鸡血藤养血活血，乳香、没药活血止痛，青风藤祛风通络，莪术破血行气，消积止痛，丁香散寒止痛，同时能增加其他药物的透皮吸收。

4. 妇科炎症

方药：地肤子 10g　蛇床子 10g　白鲜皮 15g　熟大黄 6g

　　　苦参 10g　茵陈 15g

水煎外洗。

妇科炎症多由湿热下注所致，常出现白带异常，腹痛，阴痒等症状，治以清热利湿。

5. 类风湿性关节炎

方药：防风 10g　伸筋草 30g　鸡血藤 30g　乳香 10g

　　　没药 10g　红花 10g　透骨草 30g

风寒湿之邪杂合滞于关节，发为痹症，以关节疼痛为主症，治以防风、伸筋草、透骨草祛风除湿，鸡血藤、红花、乳香、没药养血活血。

（十二）烦躁证治

烦躁是一种常见的临床症状，在《伤寒论》中发现烦躁六经皆有，而多见于太阳、少阴。《医宗金鉴》云："太阳为真阴之标，少阴为真阳之本。未经汗下而烦躁，多属阳，其脉实大，其证热渴，是烦为阳盛，躁为阴虚。已经汗下而烦躁，多属阴，其脉沉微，其证汗厥，是烦为阳虚，躁为阴盛也。"

《杂病源流犀烛·烦躁健忘源流》："烦躁，心经热火病也。内热心烦曰烦。故烦者，但心中郁烦也。外热身躁曰躁。故躁者，并身外热躁也。内热属有根之火，其原本于热，凡但烦不躁及先烦后躁者，皆易治。外热属无根之火，其原本于寒，凡但躁不烦及先躁后烦者，皆难治。伤寒亦有烦躁证，其所主属肺肾二经，与此心经主病者不同。故伤寒之烦，气也，火入于肺也。伤寒之躁，血也，火入于肾也。若诸虚烦热，又与伤寒相似但不恶寒，身头皆不痛，脉不紧数耳，切不可汗下，误攻必害。兹即心经所主烦躁而历言之：有身不热，头昏口干不寐者，是心虚烦，宜人参竹叶汤。有烦热误汗，热益甚，致呕者，宜陈皮汤。有内热头痛，气短心闷乱者，宜竹茹汤。有烦热，睡卧不宁者，宜远志汤。有忧思成虚烦劳病者，宜小草汤。有肾虚心躁烦，下部瘦弱，小便痛者，宜八味丸。其不得一例视之也明矣。若夫伤寒烦躁，另详本条。"

姚国美《病理学讲义》："烦为心烦不安，躁为手足躁扰。烦躁云者，合而言之也。然有烦而不躁者，有躁而不烦者，有烦躁俱作者，不可不辨焉。大抵烦而不躁，于心属阳；躁而不烦，于肾属阴；烦躁相兼，则阴阳心肾，同有关系。阳烦者何？如心中烦，胸中烦，烦疼，烦渴等症，皆因热邪内扰，心神不安。经所谓'心热则烦'是也。阴躁者何？其人手足躁扰，或裸体不欲近衣，或欲坐井中，但饮水不得入口，此由阴盛格阳，肾阳虚越，元气欲脱而争，譬如灯将灭而复明。经所谓'阴盛则躁'是也。若心肾不交，水亏惟火独存，其热在心则烦，在肾则躁，心肾受邪，阴阳俱病，故烦躁之象兼而有之也。若详言之，更有表里虚实之分。"

姚国美《诊断治疗学讲义》则根据《伤寒论》及后世医家经验辨证而治之：太阳受邪，热为寒闭，大青龙汤；热客膀胱，猪苓汤；阳明热盛，上扰心包，人参白虎汤；大肠燥屎，燥气上干，大承气汤；少阳火邪上行，黄芩汤；胆经虚火上逆，温胆汤；太阴湿浊夹热，栀子厚朴汤；寒湿夹热，连理汤；胃阴脾阳亏虚，小建中汤；少阴虚热内扰，黄连阿胶汤；少阴阳虚，阴气独留，干姜附子汤；阴盛格阳，白通汤加猪胆汁、人尿；厥阳偏盛，火热内扰，黄连解毒汤；厥阴偏盛，格阳于外，吴茱萸汤；阴阳错杂，气上冲胸，乌梅丸。

在门诊中，很多中风、焦虑、抑郁、更年期综合征、外感热病、月经不调、口疮、心律失常患者常伴有烦躁症状，李祥舒主任医师常根据辨证情况用以下处方对证治之：心火，栀子豉汤、黄连解毒汤、导赤散；心气不足，甘麦大枣汤；心神不宁，桂枝甘草龙骨牡蛎汤；肾气不足，五子衍宗丸；阴虚内热，二至丸、青蒿鳖甲汤；瘀血阻滞，血府逐瘀汤；肝气郁滞，四逆散、小柴胡汤、逍遥散之类，并指出除"烦出于心，躁出于肾"之外，烦躁常与肝气郁滞及瘀血阻滞密切相关。方证相对，常效如桴鼓。

（十三）复发性口疮辨治经验

复发性口疮是反复发作口舌疮疡、溃烂、局部灼痛的一种病证，中医认为本病多由心脾积热、外感热邪、阴虚阳亢或虚阳浮越而致。隋巢元方《诸病源候论》云："手少阴，心之经也，心气通于舌；足太阴，脾之经也，脾气通于口。府藏热盛，热乘心脾，气冲于口与舌，故令口舌生疮也。"李祥舒主任医师在治疗本病方面积累了丰富的经验。

1.重视局部望诊

口疮的诊断主要靠局部望诊。口疮局部外观直接反映了病变虚实情况和病理机制，对辨证有很大帮助。疮周见红色斑块多属热证，见浅红或淡白斑块多属虚寒，红而带紫为热盛，红斑压之不褪色多为血热或血瘀，疮周红肿多属湿热，黄色脓痂为热毒，黄而黏腻为湿热，黑色血痂为血热，疮浅者病轻，疮深者病重。通过局部望诊再结合舌苔、脉象、全身症状能够使辨证更为准确，而且局部的变化也能够直接反映疾病进退和预后。

2. 对病机的认识

李祥舒主任医师通过多年的临证观察，认为现代人由于饮食不节，肥甘厚味摄入过多，且喜食辛辣燥热酒食，抑或恣食生冷寒凉黏腻之品，起居无常，过度劳累或过于安逸懈怠，经常熬夜，嗜欲无度，心理负担过重，最终导致脏腑功能失调，而产生本病。从临床实际来看，病机多非单一的心脾积热、外感热邪、阴虚阳亢或虚阳浮越等，而常见虚实夹杂、寒热错杂、中焦湿热之证，故临证绝不可一味过用寒凉清热之品，以免苦寒败胃，亦不可盲目滋阴降火，以免抑遏生机。

3. 临床用药特色

李祥舒主任医师在临床经过精准的辨证，根据不同的病机遣方用药，效果良好，其常用立法用药有以下几类。

（1）健脾益气：脾气通于口，病程日久，脾气必虚，故应注意健脾益气以扶正，能促进疾病恢复。常用太子参、党参、黄芪、山药、白术、茯苓、甘草、大枣。

（2）滋阴生津：阴虚火浮是本病的常见病机，病程日久，热盛伤阴，治当滋阴生津。常用沙参、麦冬、元参、生地黄、熟地黄、天冬、麦冬、玉竹、石斛、百合等。

（3）清热泻火：口疮复发早期，创面多且深、疼痛较剧的，多为热毒炽盛，必须苦寒直折，清热泻火。常用大黄、黄芩、黄连、黄柏、石膏、竹叶、水牛角、升麻、丹皮、蜂房、紫草、蒲公英、地丁、金银花、连翘、栀子、天花粉、羚羊角粉等。

（4）清利湿热：湿与热结，阻于中焦是导致本病缠绵难愈的重要原因，治当清利湿热，邪去则正安。常用苍术、薏苡仁、半夏、杏仁、豆蔻、厚朴、通草、滑石、藿香、佩兰、茵陈等。

（5）辛开苦降：本病病程长者多为寒热错杂，治当辛开苦降、寒热并调。常用甘草泻心汤、半夏泻心汤等。

（6）引火归元：病情反复发作，运用上述诸法疗效不显，甚或病情加重，则当考虑阳虚火浮之证，治当引火归元。常用附子理中丸、肾气丸化裁，或在常法中反佐肉桂、吴茱萸等。

李祥舒主任医师在临床根据辨证有时亦加用活血化瘀、化痰散结、清心安神之品，能显著提高疗效。

4. 外治法

外治法是中医的常用治疗手段，李祥舒主任医师在临床上常用以下外治法促进口疮愈合。

（1）散剂外用：将冰片、生石膏、羚羊角粉等研末，蜂蜜调敷患处。

（2）穴位贴敷法：吴茱萸醋调敷涌泉穴。

（3）漱口法：淡盐水漱口或金银花、蒲公英、甘草煎水漱口。

（4）针灸法：常用廉泉、合谷、足三里、曲池、颊车、阿是穴。

5. 调摄

李祥舒主任医师每次在诊后都耐心叮嘱患者清淡饮食，避免过劳、熬夜，注意调畅情志，齿宜常叩，勤漱口，细咀嚼。

（十四）痤疮治疗经验 2

藏象学说云：肺主气，司呼吸，朝百脉，主治节，在体合皮。虽说肺脏与皮肤息息相关，但李祥舒主任医师认为，与"五脏六腑皆令人咳"一样，五脏六腑亦皆可令皮肤异常。

祖国医学在诊治疾病时，强调从整体出发，察外以知内，《灵枢·本脏》中就有"视其外应，以知其内脏，则知所病矣"的记载。审察内外是中医诊断的基本原则之一，其理论渊源是中医学的整体观念。整体观是中医学理论体系的基本特点之一，其内容包括两方面：一是指人体与自然环境是一个密不可分的整体，二是指人体本身是一个以五脏为中心，联系六腑、形体官窍的整体系统，其脏、腑、体、窍通过经络相互联系。脏腑化生的精气，不但滋养脏腑本身，同时也滋养着形体和官窍，共同完成人体的生理功能。病理上，形体官窍的病变则是脏腑功能异常的反映，即"有诸内必行诸外"。

既然"有诸内必行诸外"，那么"攘外必先安内"，安内，先从脏腑辨证开始。

从肺辨证：颜面细小红色丘疹，以额头多见，有的伴有痒感，鼻翼两旁皮肤发红、油腻、脱屑，病程较短，

从脾胃辨证：颜面、胸背较大的红色丘疹，有的呈结节、脓疱，按之疼痛，伴便秘。

从肝辨证：多见于女性，皮疹多发于面颊两侧，以炎性脓疱、丘疹为主，病情轻重和月经周期相关，兼见心烦易怒，乳房胀满不舒，大便干结。

从肾辨证：皮疹多见于下颏部位，皮损暗红，或成瘢痕，伴潮热盗汗、腰膝酸软、口干咽燥、月经不调等。

病程辨证：病程短，发病急骤者多为热证；病程长，反复发作，缠绵不愈者，多夹瘀、夹痰、夹湿，或为虚证。

性别辨证：男性多热证，女性多阴虚内热证。

皮损辨证：丘疹色白者多夹湿，或热象不重，色红者多为热证，脓疱疹

较多者为热毒证。丘疹细碎而小，分布于面部者，多为肺经郁热；丘疹色红而大，自觉疼痛，遍布颜面、胸、背者，多为胃肠湿热证；丘疹色暗，或为结节、囊肿者，多为痰瘀互结证。

经络辨证：皮损主要位于鼻部及周围，多为肺经风热证；皮损遍布颜面，多为胃肠湿热证；皮损位于面部两侧，多为肝经郁热证。

西医认为痤疮属毛囊、皮脂腺的慢性炎症性疾病，特别是炎性丘疹及脓疱性损害与痤疮杆菌及葡萄球菌的感染有关。因这些细菌产生的许多分解酶，可以将腺管中的皮脂分解为游离脂酸，后者又可引起局部的非特异性炎症。中医认为痤疮表现于皮毛属标，其本在肺，由于肺宣降功能失常，热毒与湿邪相合留于血脉，郁蒸不解，往往时好时发，缠绵难愈。

李祥舒主任医师每遇这种病人都喜以肺脏为切入点，从清热解毒、活血化瘀、消肿排脓三方面着手，再结合一些清血热、祛风止痒之品，临床疗效显著。

【病案举例1】王某，男，55岁，近两年头皮起青春痘，疼痛，无瘙痒，小米粒大小，逐渐变大，颜色红，出脓头，挤完后易感染，头后部多，面部油亮，口黏，无口渴，大便略黏，小便黄，纳可，寐安，喜饮酒，无辛辣嗜好。既往体健。舌质红，苔中根部黄腻，脉滑。

中医诊断：肺风粉刺。

证属：热毒蕴肺。

治法：清利肺经热毒。

内服方药：芦根 30g　鱼腥草 30g　败酱草 15g　夏枯草 15g

　　　　　黄柏 6g　生薏仁 30g　炒苍术 12g　青蒿 15g

　　　　　茵陈 30g　虎杖 15g　积雪草 15g　桑白皮 15g

　　　　　野菊花 15g　蝉蜕 6g　忍冬藤 30g　炮山甲 6g

　　　　　牡丹皮 20g　丹参 15g

　　　　　7剂，水冲服。

外用方药：蒲公英 30g　黄连 15g　生大黄 15g　金银花 30g

　　　　　皂角刺 6g　侧柏叶 30g

3剂，煎汤外洗。

生薏仁利水消肿，渗湿健脾，清热排脓。炒薏仁偏于健脾祛湿，生薏仁偏于清热排脓。

积雪草清湿热，解毒消肿，活血利尿，属清热燥湿药，其水煎剂具有抗溃疡、抗菌作用，能促进创伤愈合。

蝉蜕甘、寒，散风除热。

炮山甲为穿山甲的鳞片。咸，微寒，归肝、胃经。活血消癥，通经下乳，消肿排脓。《医学衷中参西录》载：穿山甲，气腥而窜，其走窜之性，无微不至，故能宣通脏腑，贯彻经络，透达官窍，凡血凝血聚为病，皆能开之。

本方清热解毒为主，佐以去除湿热，兼顾活血化瘀，消肿排脓。根据卫气营血理论，患者痤疮颜色红，故加牡丹皮、丹参等凉血药物。

服用一周复诊，患者头皮未再新发痤疮，颜色转为暗红，口黏好转，二便正常。舌质红，苔中根部薄黄，脉滑。

内服方药：夏枯草15g　黄柏6g　生薏仁30g　炒苍术12g

　　　　　茵陈30g　虎杖15g　积雪草15g　桑白皮15g

　　　　　野菊花15g　蝉蜕6g　忍冬藤30g　炮山甲6g

　　　　　牡丹皮20g　丹参15g　生黄芪20g　太子参10g

　　　　　玫瑰花15g

患者热象已减，上方去芦根、鱼腥草等清热解毒药，痤疮颜色转暗红，加生黄芪、太子参益气托毒，玫瑰花行气活血。

外用方药同前：

　　　　　蒲公英30g　黄连15g　生大黄15g　金银花30g

　　　　　皂角刺6g　侧柏叶30g

继续服药两周，半个月后复诊，患者仍无新发皮疹，原有痤疮颜色均转暗红色，不突出皮面，自觉身上有力气、轻快，面部油腻感明显好转。上方加白芷9g，白薇15g，白蒺藜15g。服用半个月后，患者头皮仍无新发痤疮，原有皮疹颜色暗红，患者自觉满意，不再服用汤药。

【病案举例2】池某，男，14岁。面部及头部起大量青春痘5年，颜色鲜红、紫红均有，部分已结痂，瘙痒，喜抓挠，常流血结痂。曾辗转多处就诊，服用多种清热药物，但效果不佳。两个月前外用了一包李祥舒主任给别人开的外用药，症状减轻，故寻医而来。舌质淡红，苔薄黄，脉滑。

内服方药：芦根 30g　蒲公英 30g　积雪草 30g　玄参 15g

　　　　　　白茅根 15g　鱼腥草 30g　薄荷 15g　金银花 20g

　　　　　　生薏仁 40g　生甘草 6g　白鲜皮 15g　桑白皮 15g

　　　　　　漏芦 15g　椿根皮 15g　炮山甲 4g

　　　　　　7 剂，水冲服，忌甜、奶油、辣。

外用方药：板蓝根 30g　土茯苓 60g　大青叶 15g　蛇蜕 10g

　　　　　　赤芍 15g　百合 30g　白花蛇舌草 30g　白鲜皮 15g

　　　　　　生薏仁 30g　生甘草 6g　炮山甲 6g　蛤蚧 3g

　　　　　　颗粒剂，醋调外用。

一周之后，患者父亲代诊，诉孩子头面部痤疮明显减轻，瘙痒感好转，不再主动抓挠。因学业繁忙，未来面诊。上方去薄荷、金银花，加蛇蜕 6g，蝉蜕 15g，枇杷叶 15g，赤芍 15g。外用药尚未用完，继续外涂。

服用两周，患者复诊，头面部痤疮明显好转，结痂已掉，痤疮颜色已经无紫红色及鲜红色，均转为暗红色，无明显新发。

内服方药：夏枯草 15g　蒲公英 15g　败酱草 15g　金银花 15g

　　　　　　桑白皮 15g　芦根 30g　浙贝母 6g　款冬花 10g

　　　　　　生薏仁 30g　枇杷叶 10g　陈皮 10g　蝉蜕 15g

　　　　　　炮山甲 6g　丹参 20g　生黄芪 10g　山药 20g

外用方药仍然不变。

继续服用两周，患者父亲代诊，诉头面部痤疮明显好转，但因住校受限，不能口服药物，继续开外用方药：

　　　　　　板蓝根 30g　土茯苓 60g　大青叶 15g　蛇蜕 10g

　　　　　　赤芍 15g　百合 30g　白花蛇舌草 30g　白鲜皮 15g

　　　　　　生薏仁 30g　生甘草 6g　炮山甲 6g　蛤蚧 3g

　　　　　　颗粒剂，醋调外用。

（十五）脏腑辨证用于美容

1. 从肝论治之肝郁血瘀

肝主疏泄，性喜条达而恶抑郁，若情绪刺激，肝气郁滞，则必然导致气滞血瘀，血不上荣，而气郁化火，木火刑金，又可致肺金失于清肃，出现面部黧黑斑、急躁易怒、大便秘结等症。

【病案举例1】史某，女，35岁，面部有斑五年余，双颧部明显，呈黄褐色，曾行激光治疗，暂时得效，3～5个月后复发。平素纳食不香，烧心、反酸，弯腰时胃脘部有胀饱感，似有石头，起身后好转。平素情绪不佳，爱与家人生闷气及吵架，大便干，小便正常，形体偏瘦，舌质暗淡，苔薄白，脉细涩。

予疏肝理气、和胃活血之法，拟方：香附10g，郁金10g，炒白芍10g，茯苓30g，生白术10g，浙贝母15g，白及10g，煅瓦楞子15g，丹参15g，益母草15g，玫瑰花15g，莪术6g，枸杞子10g，女贞子20g，山药30g，白芷6g，白薇10g。7剂水冲服，早晚各1剂，嘱其调节情绪，避免钻牛角尖及生闷气。

一周之后复诊，患者诉胃脘部症状减轻，已无明显烧心、反酸及胀饱感，但面部黄褐斑未见减轻。上方去贝母、瓦楞子，继服14剂，对其情绪继续劝说。半个月后复诊，面部黄褐斑明显减轻，肤色较前有光泽，胃脘部无不适，大便偏稀。上方生白术更换为炒白术20g，服用14剂后复诊，面色较前荣润光泽，黄褐斑变淡。患者要求服用中成药，予逍遥散及益母草膏口服巩固。

2. 从三焦论证之三焦湿热，夹有瘀毒

三焦，是藏象学说中的一个特有名称。三焦是上焦、中焦、下焦的合称，

为六腑之一，属脏腑中最大的腑，又称外腑、孤脏。主升降诸气和通行水液，在五行属火，其阴阳属性为阳。有通行元气，运行水谷，疏通水道，运行水液的功能。三焦运化失常，则人体运化水湿功能下降，水湿停聚，日久郁而化热，湿热互扰，肺气郁闭，则出现面部鼍黑斑、痤疮。

【病案举例2】张某，男，50岁，面部痤疮、黑斑三年，未予治疗，既往有"小三阳"、胆结石、肝功能异常病史，平素大便干稀不调，胃胀，纳食不香，喜饮酒。查见面色红，油腻，面部散在痤疮，有抓痕，部分凸起伴有脓头，部分凹陷伴有黑褐色色素沉着，舌质红，舌体胖，苔黄微腻，脉弦滑。

予清利三焦湿热，解毒散结法，拟方：黄芩10g，炒栀子10g，黄柏10g，茵陈30g，虎杖10g，蒲公英15g，野菊花15g，金银花15g，柴胡9g，陈皮10g，丹参10g，苦参15g，天花粉30g，赤芍10g，生薏仁30g，半夏9g，竹茹10g，砂仁6g，防风10g，炮山甲6g，嘱其戒酒，一剂分三次喝，每日1剂。服用7剂后复诊，患者诉近两日纳食增加，浑身轻快，面上凸起的脓头均已消失，仍有凸起呈红色，凹陷处为黑褐色，上方加白芷6g，白薇10g继服14剂，每日两次。两周后复诊，面部已无明显油腻感，痤疮均已无脓头，颜色接近肤色，凹陷处黑褐色斑颜色变浅，胃胀减轻，大便干。舌质淡红，苔薄黄，脉弦。上方去炮山甲、虎杖、生薏仁，加生地黄20g、瓜蒌15g，继服14剂。复诊时，患者诉效果很好，面部无明显油腻感，凸起的痤疮已消失，凹陷处色素沉着减轻，纳食可，胃胀好转，大便正常，上方去瓜蒌，继服7剂后未再复诊。

3. 从脾论治之脾虚痰浊阻滞，夹有瘀毒

《诸病源候论》曰："五脏六腑，十二经血，皆上于面。夫血之行，俱荣表里。人或痰饮渍脏，或腠理受风，致血气不和，或涩或浊，不能荣于皮肤，故变生黑䵟。"痰浊阻滞，久则痰瘀互结，肌肤失荣，则治以健脾益气，化痰通络祛瘀之法，痰浊得化，瘀血得祛，则肌肤光泽如初。

【病案举例3】林某，女，25岁，因面部痤疮、左眼角褐色斑一年就诊。

患者近一年来因产后加之服避孕药，面部"青春痘"频发，且左眼角逐渐出现褐色斑片色素沉着，颜色逐渐加深，伴月经经量减少，行经时腹痛，经血色黑，偶有血块，身体发胖，体倦乏力，喉中常有痰阻之感，曾经他院外用内服多种祛斑药物未效。查见形体肥胖，面色少华，两颧及鼻旁见痤疮，左眼角旁有 1cm × 2cm 大小褐色斑。舌淡胖、边有齿痕、苔薄白润，脉细。

予健脾益气，化痰通络祛瘀之法。拟方：茯苓 20g，炒白术 20g，山药 30g，生黄芪 20g，生白扁豆 30g，苍术 15g，制半夏 9g，陈皮 10g，香附 10g，升麻 9g，柴胡 9g，炙甘草 15g，苏梗 15g，生姜 6g，白薇 15g，白蒺藜 15g，白芷 6g。每日 1 剂，并嘱其适当运动。服药两周后复诊，喉中痰液减少，痰阻之感消失，乏力好转，月经来潮量略有增多，但仍行经时腹痛，面上痤疮未再新发。拟上方加益母草 30g，红花 10g 续进。再服药两周后，眼角色斑有变淡之势，月经经量增多，经色红，喉中已无不适感。舌质淡红，舌体胖，齿痕减少，苔薄白，脉细滑。前方去苍术、半夏、苏梗，服用一月后复诊，眼角色斑明显消退，体重明显减轻。后以香砂六君丸善后调理。

4. 从心论治之心血亏虚

心主血脉，其华在面，开窍于舌。心气、心血充盈，则面色红润光泽、舌色淡红；若心之气血虚弱，则面部失养，气虚推动无力，瘀血内阻血不上荣，则面色晦暗，舌质黯，或有瘀斑、瘀点。《素问·五脏生成》中就有"心之合脉也，其荣色也"的记载。

【病案举例 4】刘某，女，35 岁。面部黄褐斑 10 月余来诊。患者一年前顺产时因胎盘滞留致产后大出血，经治疗后贫血已痊愈，哺乳一月后面部渐渐出现黄褐斑，伴头晕乏力，夜寐不安，心悸怔忡，大便干结费力，但顾及哺乳，故未诊治，现已断奶，故来求诊。查见形体偏瘦，面色无华。舌质淡红、苔薄白，脉细弱无力，查血常规无明显贫血。

予益气养血，宁神祛斑之法。拟方：黄芪 30g，党参 20g，茯苓 15g，炒白术 20g，川芎 15g，熟地黄 15g，当归 20g，炒白芍 15g，酸枣仁 15g，何首乌 15g，远志 10g，升麻 6g，炙甘草 15g，白薇 15g，白及 10g。每日 1 剂，服药 7 剂后复诊，失眠、心悸等症明显好转，但面部色斑未见减退，仍大便干结，上方加旱莲草、桃仁各 15g，益母草 30g。14 天后复诊，面部黄褐斑略有消减，乏力好转，面色渐红润，再以上方续进。一个月后，黄褐斑明显消退。

二、用药经验

1. 常见补气药的区别应用

常见补气药的区别应用：

西洋参：甘，微苦，寒。归心、肺、肾经。清热养阴生津。用于阴虚火旺或气阴两伤。几个参里面，归心经的就是人参和西洋参了。人参价格昂贵，平时不常用，相比较而言，如果要入心经，又要补气养阴，病情不是那么紧急，可以选西洋参。

太子参：甘，微苦，平。归脾、肺经。补气生津。性味比较平和，经常用于脾虚气弱的患者。用量一般在 15 ～ 30g。因为太子参有生津的作用，所以不燥，还能养阴，就是作用和缓一点，要是补脾的话，和其他药物合用效果较好。临床上经常有一些虚不受补，一吃补药就上火的人，服用太子参可以在补虚的同时，不伤阴助火。

党参：甘，平。归脾、肺经。益气、生津、养血。党参补气的作用较太子参强，较人参弱。很多气虚明显的病人，服用党参后即有明显的效果，但临床上用不好病人会上火。《伤寒论》中张仲景所用的人参就是党参。

山药：甘，平，归脾、肺、肾经。益气养阴、补脾肺肾、固精止带。临床上可以平补气阴，功用也比较缓和，经常和太子参一起用。山药是食材，平常多少吃一点也没有坏处，况且可以补益多个脏腑。山药在补虚的同时还可以固涩，作用在上、中、下三焦，比较好用。

黄芪：甘，微温，归脾、肺经。黄芪的作用较多，有补气，有升阳，有固表，有利水，有托疮。常见的方剂有玉屏风散、黄芪桂枝五物汤、补中益气汤、补阳还五汤、防己黄芪汤等。黄芪和参类一起用，能更加强补中益气的效果。虚证病人用黄芪效果很好，如果是表实或是里实，则是不宜应用的。

白扁豆：甘，微温，归脾、胃经。健脾和胃化湿。参苓白术丸中有用到扁豆，起健脾的作用。

白术：苦，甘，温，归脾、胃经。白术补气之外，还可以健脾。一般补气健脾都用炒白术。这味药单走脾胃，别的经不去，一般都用于辅佐参类药物，还有安胎的作用。

2. 香药小结

各种香药的区别应用：

小茴香（温里药）：辛，温，归肝、肾、脾、胃经，散寒止痛，理气合中。小茴香治疗下焦症状较多，多用于少腹部气滞、寒凝肝脉的症状，治疗寒疝腹痛效果好。

丁香（温里药）：辛，温，归脾、胃、肾经，温中降逆，散寒止痛，温肾助阳。常用公丁香。用于胃寒呕逆居多，临床上由于寒气上逆打嗝、恶心的亦多用。

木香（理气药）：辛，苦，温。归脾、胃、大肠、胆、三焦经。行气止痛。用于治疗脾胃肝胆的气滞诸病。脾胃虚弱的常见辨证特点是气滞，临床可以见到脘腹胀满，食少便溏，至夜晚或午后加重，这时可以用木香来行气止痛。木香归大肠经，可以治疗泻痢，这是其他香类药物不具备的。

沉香（理气药）：辛，苦，温，归脾、胃、肾经。行气止痛，温中止呕，纳气平喘。沉香的特点是散寒消胀，走肾经，可以纳气平喘，这是其他香类药物所没有的。

当然，这四种香也可以一起用，托里温中汤就是将茴木丁沉同用。

檀香（理气药）：辛，温，归脾、胃、肺经。行气止痛，散寒调中。用于胸腹膈上冷痛。和沉香的作用近似，用量比较少，临床上丹参饮中用到檀香。

降香（化瘀止血药）：辛，温，归肝、脾经。化瘀止血，理气止痛。常用于血瘀气滞的胸胁心腹疼痛或外伤瘀血。

3. 藤类药物

李祥舒主任医师临床上多用一些藤类药物治疗痹症，肢体疼痛麻木，肿胀及其他感觉障碍。效果很好。

【第一组】

鸡血藤：活血调经药。苦，甘，温，归肝经。行血补血，调经，疏筋活络。属温性通络药。遇到下肢疼痛、肿胀，以虚寒或瘀血为主的时候，可以在方子里加入鸡血藤，来活血通络。

海风藤：祛风湿散寒药。辛，苦，微温，归肝经。祛风除湿，通经活络。属温性通络药。

比较：二者都是温通的藤类药，都只入肝经，寒证的病人可以选用。鸡血藤可以活血调经，而海风藤没有这个作用。

【第二组】

络石藤：祛风湿清热药，苦，微寒，归心、肝经。祛风通络，凉血消肿。用于风湿热痹。络石藤入血分，能够凉血消肿，属寒性通络药。

青风藤：苦、辛，平，归肝、脾经。祛风湿，通经络，利小便，用于风湿痹痛，关节肿胀，麻痹瘙痒。青风藤性偏寒，有利小便的作用，可以治疗水肿、脚气。

金银藤：性味与金银花相似，甘，寒，归肺、心、胃经。疏散风热，可消除经络的风热而止痛，常用于风湿热痹，关节红肿疼痛等证。

丝瓜络：祛风湿清热药，甘，平，归肺、胃、肝经。祛风通络，解毒化痰。除了风湿痹痛，也可用于胸痹、胸胁痛、乳痈。

雷公藤：祛风湿清热药。苦，寒，有大毒，归心、肝经。祛风除湿，活血通络，消肿止痛，杀虫解毒。内服慎用，体虚忌用，对月经有一定影响。

比较：这五味药都是偏于寒性的藤类药物，热证的病人可以应用。从归经上，络石藤和雷公藤都是入心、肝经；青风藤入肝、脾经；金银藤入肺、心、胃经；丝瓜络归肺、胃、肝经。从作用上，络石藤可以凉血消肿，青风藤可以利尿消肿，金银藤可以疏散经络中的风热，丝瓜络性质平和，可以化痰，雷公藤可以杀虫，有大毒，临床一般不用。

【第三组】

夜交藤：甘，平，归心、肝经。养心安神，祛风通络，属平性的通络药。夜交藤是治疗虚烦不眠的药物，适用于阴血虚少的失眠。除了治疗失眠，还可以治疗血虚身痛，具有养血祛风的作用。

红藤：苦，平，归大肠经。清热解毒，活血止痛，用于肠痈腹痛、跌打损伤、风湿痹痛。

这两味药都不以祛风湿通络止痛为主要作用，性味比较平和。夜交藤养血，能治疗血虚失眠和血虚身痛；红藤活血，能清热解毒，是肠痈要药，还可以治疗瘀血疼痛、跌打损伤。

李祥舒主任医师在应用藤类药物时，不是单单针对寒性病就用热性药物，针对热性病就用寒性药物，有的时候，对于藤类药物是寒热并用的，并且，只应用单一一种藤类药物的情况很少，往往应用两种以上的藤类药物。

原因有二：首先，得病的机体本身就是寒热错杂的，尤其是慢性病患者，年久多病的患者，体内的邪气多，用一种性质的药物显然不能够完全奏效，往往寒热并用效果较好。其次，有的时候通过患者描述的症状无法判断其肢体痹症的寒热状态，因为是局部症状，脉上也不会有具体的表现，寒热并用能够求全。

李祥舒主任医师认为，既然痹症大多是风、寒、湿邪三气杂合，日久所致，在患处的络脉，尤其是孙络的气血巡行一定会受到影响，出现病理改变。所以在选择相应种类藤类药物的同时，李祥舒主任医师还选择益气的药物如黄芪、党参来增强气血循环的力度，选择活血化瘀的药物如赤芍、川芎来改善循环，选择深入络脉的虫类药如穿山甲、全蝎来打通络脉层次的障碍，让藤类药物发挥更大的通络作用。

由于活血药物和藤类药物的药物偏性，可能会对患者的胃有刺激，李祥舒主任医师往往还会选择陈皮、佛手等气分药物来和胃。

李祥舒主任医师用藤类药物治疗患者肢体痹症的时候，往往让患者自己煎服汤药，汤药先口服，再用药渣泡脚或外洗患处，这样内外兼治效果更好。

4. 河车大造丸和左归丸的区别

临床上常用到的河车大造丸和左归丸。两个方子有什么样的功用和区别呢?

【河车大造丸】

出处:《本草纲目》

组成:紫河车、熟地黄、天冬、麦冬、杜仲（盐炒）、牛膝（盐炒）、黄柏（盐炒）、龟甲（制）。

功用:滋阴清热，补肾益肺。

方解:河车大造丸是针对两个脏器——肺和肾的阴虚内热而设。紫河车入心、肺、肾经，温肾补精，益气养血，是血肉有情之品，为君药，熟地黄、牛膝补肝肾，黄柏、龟甲补肾阴，杜仲补肾阳，麦冬补肺阴，天冬入肺、肾，补二脏之阴。方子用于肺肾两亏，虚劳咳嗽，骨蒸潮热，盗汗遗精，腰膝酸软。从药物的作用部位看，是走上焦和下焦，以下焦肝肾为主，方中只有麦冬一味药是不入肾经的。全方寒热比较均衡，紫河车、熟地黄、杜仲偏温，牛膝性平和，天冬、麦冬、黄柏、龟甲偏寒。

【左归丸】

出处:《景岳全书》

组成:熟地黄、菟丝子、牛膝、龟甲胶、鹿角胶、山药、山萸肉、枸杞子。

功用:滋肾补阴。

方解:左归丸是专门补益肾阴的方子。方中六味地黄丸的三补——熟地黄、山药、山茱萸都有了，再加上菟丝子、鹿角胶补肾阳，牛膝平补肝肾，龟甲胶、枸杞子补肾阴。方子用于真阴不足，腰酸膝软，盗汗，神疲口燥。

这两个方子的相同点：在药物属性上，都是阴阳并用。河车大造丸在大队的补阴药中，加入了紫河车、杜仲补肾阳。左归丸用熟地黄、山药、山萸肉、枸杞子、菟丝子、鹿角胶等甘温之品填精补肾，又加入咸寒之品龟甲胶以阳中求阴。特别是同时应用龟板胶和鹿角胶这两个血肉有情之品，一阴一阳，有阴阳互生之妙。

这两个方子都是纯补益为主，如果患者是急性病，邪气内盛为主，这两个方子恐怕都是不能够应用的。

这两个方子的不同点：河车大造丸是肺肾同补，而左归丸是功专补肾。河车大造丸清热的力度较强，因方中的清热滋阴药物较多，而左归丸是偏于温补的。所以，河车大造丸在治疗腰膝酸软、盗汗疾病的基础上，还可以针对阴虚内热、虚劳咳嗽等精亏有虚热的病变。

5. 补气药的临床应用体会

《医宗金鉴》："元气者，太虚之气也。人得之则藏乎肾，为先天之气，即所谓生气之原，肾间动气者是也。生化于脾，为后天之气，即所谓水谷入胃，其精气行于脉中之营气，其悍气行于脉外之卫气者是也。若夫合先后而言，即大气之积于胸中，司呼吸，通内外，周流一身，顷刻无间之宗气者是也。总之，诸气随所在而得名，实一元气也""人以天地之气生，四时之法成。"

"天地合气，命之曰人。"气是构成人体和维持人体生命活动的基本物质之一，它存在于人体脏腑组织内，并通过脏腑的机能活动表现出来。人的生命产生、存在、生理活动和病理现象，皆与自然之运动规律相关相应，均离不开气。

七情、外感、劳倦均可导致气消、气下、气结、气泄、气耗等气机失常，最终形成气虚证。气虚多与肺、脾、肾三脏的虚损有关，如久病咳喘，发为肺胀，呼吸功能减弱；饮食不节，饥饱劳倦伤脾，脾虚无以运化水谷；早婚多育，房劳伤肾，肾中元气受损，皆可使气的化源不充。此外，体质素弱，久病体虚等也可出现气虚证。

气虚为病的病机主要有卫外失固、生化不及、固摄不能、气运乏力等。临床上遇到气虚证就需要应用补气药，李祥舒主任医师指出必须注意各种补气药的功能异同。补气又细分为补肺气、补脾气、补心气、补肾气、补元气。凡是补气药都能够补脾气，参类为主的药以及黄芪、山药同时又能补肺气，脾肺双补。人参、甘草可以补心气，人参、西洋参、山药可以补肾气。补气药一般药性甘平或甘温，只有西洋参是偏寒性的，是一个清补的药，可以治疗虚热证。

具体到每个药的功效：人参大补元气，补五脏之气，生津止渴，安神益智；党参在临床上常用作人参的代用品，主要用在三个方面：补益肺脾、生津止渴、扶正祛邪，但是党参没有补元气的作用，对于元气虚脱就不能代替人参；太子参甘平微苦，作用平和，补气的同时兼能补阴，肺、脾、心等脏气阴两伤不是很重，不需峻补的时候可以用；黄芪补益肺脾之气，升举脾胃清阳之气，益卫固表，利水消肿，托毒生肌，补气活血，补气生血。人参补气较滞，黄芪补气兼能行血。白术补气健脾，苦温燥湿，利水消肿，固表止汗，安胎。白术入脾胃经，不入肺经，《本草汇言》："脾虚不健，术能补之；胃虚不纳，术能助之。"山药益气养阴，补脾益肾，略兼涩性。《本草正》："山药能健脾补虚，滋精固肾，治诸虚百损，疗五劳七伤；第其气轻性缓，非堪专任，故补脾肺必主参、术；补肾水必君萸、地；涩带浊须破故同研；固遗泄仗菟丝相济。"白扁豆健脾同时又能化湿；大枣补益脾胃，养血安神；甘草益气补中，祛痰止咳，清热解毒，缓急止痛，调和药性；蜂蜜补中缓急，润燥解毒；饴糖补中缓急，润肺止咳。

李祥舒主任医师善于运用补气药，对肝硬化、腹水的患者，处方第一味药就用生黄芪，生黄芪有补气、升阳、行水、活血的作用。李祥舒主任医师用补气的代表方四君子汤时，有时用党参，有时用太子参，需结合具体病例分析，才能慢慢体会不同药性的细微变化。

三、诊法经验

1. 切脉

临床，切脉是非常重要的一环。只有理解了脉诊，才会真正对治疗的思路有了解。

为什么用益气扶正的药物？为什么用大剂量的清热解毒药？光是看病人的症状和处方，难免会疑惑，会不理解。只有亲自去切脉，再去综合判断，慢慢地才会明白。

常规情况下，通过切脉可以判断病人的虚实寒热。李祥舒主任医师认为，沉取有力与否是判断病人病情虚实的关键所在。

浮取、中取、沉取三部分都应该细细体会才行。沉取感觉指下是否有力，是看病情的虚实。沉取也是治病必求于本的具体表现。如果是实证，气血通活旺盛，加力指下应该遇到抵抗，这是比较容易理解的。如果是虚证，加力后，指下应该感觉无力才是。

这个道理，也同样适用于脉率偏快的患者。有一次，一个重症胰腺炎术后的患者说有心慌，脉率也偏快。李祥舒主任医师的脉案是脉沉无力，用了很多扶正的药物，患者复诊觉得疗效不错。这说明，即使是脉率偏快，也只是虚性的亢奋状态，只要指下无力为主，同样可以用扶正的药物来治疗，看似矛盾的复杂局面被轻易解决。

李祥舒主任医师的临床思维是大思维，中西互通，并不拘泥于纯中医思维，看病常规情况是舌、脉、色、证合参，特殊年龄特殊考虑，比如高龄老人，脉象再实也要扶正。但是对特殊的病种也有特殊的方法，比如通过脑出血后的脑组织坏死病灶的病理改变，分析使用补益肝肾的方法，通过胰腺炎的病理机制，用清热解毒、活血通络的方法等等。这个时候，如果患者脉象不足，就要在扶正的基础上，对病理机制进行考虑，甚至舍弃脉象，辨病论治。

2. 脉诊

中医是经验医学，脉诊是典型的代表。

在临床中，通常有两手脉象不一致的情况发生。比如一手有力，一手无力，这样的病情是虚是实？如何观察、分析和判断？

传统的观点是右手寸关尺候肺脾命门，主气，左手寸关尺候心肝肾，主血。按照这个观点，如果患者右手脉沉细无力，左手脉有力，那就是气虚血分有邪热，如果右手脉有力，而左手脉无力呢？那是不是血虚气分有邪热呢？可以说不完全是这样。

有一个患者，就是右手脉有力，左手脉无力，但他是个喘证患者，动则喘促，这个症状明明是气虚的表现，为什么会右手脉象有力呢？李院长开出的是健脾补肾，平喘化痰，清热活血的方子，复诊患者说有效，这个问题可以通过两个方面进行解释：

（1）在对脉象解释不明白的时候，一定要脉证合参，不能死守脉理，不知变通。这个患者的症状提示是气虚，再看看他的年纪和其他状况，如果是气虚，一定要用补益的方法，不能迟疑。

（2）如果对这样的脉象进行技术性解释，也是可以的。那就是要用整体观。我们不但要对整个人体进行整体观分析，针对两个手的脉象，也可以看作一个小整体。如果一手脉无力，一手脉有力，整体来看，一定是虚而有邪热存在，所以就有了补虚而祛邪的思路，不一定要分别是左手还是右手。确定了虚和邪热的状态，再去具体确定气血脏腑的问题，就要借助症状和舌象一起看了。所以，左和右，不一定要去刻板地遵从与推算，有虚一定要补。上和下也是如此。临床上，李祥舒主任医师治疗病在上的中风用补阳还五汤，病在下的痹症也用到补阳还五汤，同样有效。所以部位不是病机的关键，要从整体看问题，不能死板。

舌象也是可以应用整体观的。如果舌质嫩，可以判断是气虚，如果舌苔薄而少，要想到阴分不足。如果舌暗又有血瘀，但有痰多胸闷的症状，也要考虑用化痰利湿的方法，不能死守着舌象不放。如果舌苔厚腻，就会想到有痰、湿、食的积聚，但患者的症状也可能是口咽干燥、饮水较多的阴虚证表现。那么在治疗的时候，就一定要兼顾到养阴。

通过舌苔、脉象、症状来整体看问题，综合分析病情，才能全方位、立体化地把握患者，而不是死死揪住一个小细节不放，细节常常不一定反映整体，却很容易把我们的思路引向歧途。

四、医案选粹

1. 肝硬化

患者陆某，女，吉林人，51岁，患腹部膨大水肿12年。诉十余年来，从长春到北京多家医院就诊乏效，诊断不明确。医院的PET结果显示：肝脏弥漫性改变。生化白蛋白值较低。十余年来病情缓慢进展。现在靠服用利尿剂呋塞米、螺内酯每日2片控制水肿。服用利尿剂才有小便，乏力，走上坡路会喘憋，手心热，纳少，睡眠可。大便次数多，不成形，舌红少苔，脉右尺略浮，余部沉细无力，面色暗黄。月经已不规则。腹部触诊肌肉紧，按之硬。无脐疝膨出。

李祥舒主任医师认真看过舌脉，问过症状后，说肝硬化的诊断不用怀疑。这种腹水因为低蛋白，一般为漏出液，而漏出液并未进入血液循环，利尿剂不宜常服，患者应低盐饮食，调解情绪，少生气。服药不能猛攻，应攻补兼施。一诊处方：

生黄芪20g　山药15g　茯苓15g　茯苓皮15g

郁金10g　丹参20g　益母草15g　白芍10g

生牡蛎30g　醋鳖甲20g　海藻15g　夏枯草10g

醋莪术10g　虎杖15g　白茅根15g　怀牛膝10g

焦神曲10g　焦山楂10g　百合10g　佛手10g

法半夏9g　水红花子10g

二诊患者来诉：从前服用汤药的时候，总是会呕吐，腹胀，不舒服，或者出现下肢水肿，这次服完并没有新的水肿出现，也没有出现呕吐。查舌，明显感觉患者舌上的津液较从前增加了，小便不多，脉沉细和缓，嘱其归家后自测腹围。二诊处方：

生黄芪 20g　山药 15g　茯苓 15g　茯苓皮 15g

郁金 10g　丹参 20g　益母草 15g　白芍 10g

生牡蛎 30g　醋鳖甲 20g　海藻 15g　夏枯草 10g

醋莪术 10g　虎杖 15g　白茅根 15g　怀牛膝 10g

焦神曲 10g　焦山楂 10g　百合 10g　佛手 10g

法半夏 9g　三棱 6g　蜜桑白皮 15g　大腹皮 6g

大枣 10g　水红花子 10g

三诊患者来诉：腹围缩小 2 横指。观察舌面，舌后部及中央的舌苔明显增加了，前部还是没有舌苔。触诊腹部松软，面色也明显好转。患者诉上坡后也没有明显的喘憋气促了。但是患者要回老家，效不更方，再服 14 剂。

生黄芪 20g　山药 15g　茯苓 15g　茯苓皮 15g

郁金 10g　丹参 20g　益母草 15g　白芍 10g

生牡蛎 30g　醋鳖甲 20g　海藻 15g　夏枯草 10g

醋莪术 10g　虎杖 15g　白茅根 15g　怀牛膝 10g

焦神曲 10g　焦山楂 10g　百合 10g　佛手 10g

法半夏 9g　三棱 6g　蜜桑白皮 15g　大腹皮 6g

大枣 10g　水红花子 10g

这个病人的治疗，总地来说，非常得成功。至少说明了两个问题，第一，大病重病，中医的疗效是肯定的。第二，在现代医学高度发达的今天，中医仍然占有不可否认的一席之地。从治疗具体内容分析，这个病人就是扶正、祛邪相结合，标本兼治的完美示范。

生黄芪、山药、大枣是健脾补气的，治气虚的本，为药物在体内的运行发挥作用提供动力；黄芪既能走里，也能走表，具有利水之功，茯苓与茯苓皮同用，加上桑白皮、大腹皮是取自五皮饮，治疗水肿的标；郁金、丹参、益母草、白芍走血分，行气活血，这样气血双调；牡蛎、鳖甲（因患者经济条件不好，没有选择穿山甲）、夏枯草、海藻、三棱、莪术是软坚散结消癥的群组，水红花子是治疗肝脏病变的特异性药物，也有消积活血的作用；虎杖、白茅根是清热的，神曲、山楂消食助运化，百合养阴，因为患者水肿，所以养阴的药物没有多用，佛手、半夏和胃。

这个方子把标本、气虚、气滞、瘀血、水肿、癥瘕、瘀热、阴分不足、胃的运化和保护都考虑到了，并且搭配得当，非常不容易，更关键的是要把握攻补兼施的思路，不能一味猛攻。

2. 酒精性肝硬化

李祥舒主任医师擅长治疗"大肚子"——癥瘕积聚。

患者宋某，患肝硬化腹水，脐疝，突出的很明显，李祥舒主任医师一直为他用药加减治疗。这个患者如果单用利尿剂，控制不住水肿程度，而且利尿剂会逐渐失效，非要吃汤药才行。而且吃上汤药后，整个人的精神情况、生活质量都有好转，患者就是性情太急躁，不然病情会好转得更快。

患者酒精性肝硬化，蛙型腹，脐疝，水肿，动则喘促，睡眠不实，反应迟钝，有移动性浊音。舌暗，苔白。面色暗。

患者第一次就诊是 2013 年 7 月 11 日，处方：

  黄芪 20g 山药 20g 茯苓 30g 牛膝 10g

  枸杞子 10g 旱莲草 10g 猪苓 10g 泽泻 10g

  桂枝 6g 醋龟甲 20g 醋鳖甲 10g 炮山甲 6g

  醋青皮 6g 陈皮 6g 醋莪术 10g 生牡蛎 20g

  三七 4g 泽兰 20g 桑白皮 10g 厚朴 6g

  生薏苡仁 30g

这个方子是用黄芪、山药健脾补肺气，牛膝、茯苓、猪苓、泽泻、泽兰、生薏苡仁、桑白皮化湿清热，枸杞子、旱莲草照顾肾阴，龟甲、鳖甲、穿山甲、牡蛎、莪术来攻伐积聚，软坚散结。青皮、陈皮、厚朴、三七来行气活血。桂枝配合茯苓来温通经脉利水。

7月23日，7月30日患者又来调方，处方：

> 黄芪 40g　白术 20g　茯苓 20g　茯苓皮 20g
>
> 猪苓 10g　泽泻 10g　大腹皮 10g　冬瓜皮 15g
>
> 当归 10g　炒白芍 10g　枸杞子 20g　生杜仲 10g
>
> 炮山甲 6g　醋龟甲 10g　醋鳖甲 10g　水红花子 10g
>
> 厚朴 6g　醋青皮 6g　陈皮 6g　醋莪术 10g
>
> 苦杏仁 10g　金银花 10g　败酱草 15g　芦根 15g
>
> 蜜枇杷叶 10g　石菖蒲 6g　山药 20g

这回的治疗思路大致和上次相同，患者有外感和睡眠不实，加了后面几味有针对性的药物，依旧是补气、利水、活血、消癥、行气、清热。这回，李祥舒主任医师针对患者的腹水，用了五皮饮来治标，并加大了黄芪的力度，黄芪也有走表行水的作用，复诊患者说效果很好，腹胀减轻。此后，患者断续在李祥舒主任医师这里调方，症状控制得很稳定，精神状态很好。

2014年3月11日，处方：

> 生黄芪 20g　生白术 10g　茯苓 10g　牛膝 10g
>
> 山药 10g　桑寄生 30g　旱莲草 10g　女贞子 10g
>
> 醋鳖甲 10g　醋莪术 10g　三棱 6g　生薏苡仁 30g
>
> 冬瓜皮 10g　桑白皮 15g　茯苓皮 10g　虎杖 15g
>
> 五味子 10g　茵陈 15g　黄柏 10g　焦山楂 10g
>
> 水蛭 6g　穿山甲 6g　丹参 15g　瓜蒌 10g
>
> 炒莱菔子 10g

这个方子还是用黄芪、山药、白术来健脾补气，茯苓、牛膝、生薏苡仁来利湿，冬瓜皮、桑白皮、茯苓皮来以皮行皮，利水消肿，桑寄生、旱莲草、女贞子、五味子护肾阴。患者总是用利尿药物和汤药，必定阴液受伤，一定要考虑到阴分受损的因素存在，所以用药要照顾到。用鳖甲、三棱、莪术、水蛭、穿山甲来软坚散结，水蛭入血分也有消肿作用，因患者是酒精性肝硬化，故用茵陈、黄柏、山楂、虎杖来针对肝脏利湿清热。丹参、莱菔子活血行气。

患者张某，男，48 岁，也是患癥瘕，西医诊断是酒精性肝硬化，有饮酒史 30 余年。也是大肚子，有移动性浊音，脸色青暗，形体瘦，乏力，脉细舌暗，3 月 3 日初诊，以健脾、消癥、软坚、活血、行气的思路，开了 3 剂，让患者 3 月 6 日来，再去找李祥舒主任医师看看。

党参 12g　生黄芪 12g　炒白术 30g　茯苓 12g

炙甘草 3g　三棱 6g　莪术 10g　水红花子 10g

酒白芍 10g　生牡蛎 30g　青皮 10g　厚朴 10g

枳壳 6g　干姜 6g

3 剂，水煎服。

3 月 6 日，李祥舒主任医师在前方上面又做修改，加大补气利湿药物的力度和软坚消癥药物的力度。

党参 15g　生黄芪 10g　炒白术 10g　茯苓 20g

三棱 6g　莪术 10g　郁金 10g　醋鳖甲 20g

生牡蛎 30g　山慈姑 6g　红花 10g　白茅根 15g

焦山楂 10g　醋青皮 6g　枳壳 10g　茵陈 15g

5 剂，水煎服。

李祥舒主任医师说，患者舌苔白腻，脉滑，患酒精性肝硬化，根据病史和患者的舌苔，患者的湿邪较重，另外，湿聚生热，患者腹胀满，内热存在，又加了茵陈、茅根来清热利湿，在攻的力度上，又加了鳖甲、山慈姑软坚散结，加了红花、山楂、枳壳、郁金来活血行气，山楂消酒食，在这里有针对性作用，去掉了温热的干姜和平和的甘草。整个方子看起来，就非常得有力。李祥舒主任医师很好地把握了酒精性肝硬化患者的病机，把气虚、癥瘕和湿热并存的特点抓住，然后再有针对性的用药，李祥舒主任医师常说，中医辨证还要辨病，在辨证的基础上，再辨病，效果就更好。

患者想要回家住院持续治疗，抓了方子就走了。本来以为不会知道效果如何，但是 3 月 23 日，患者打电话说是要介绍另外一个朋友来看病，我马上意识到，这个患者服药后见效了。

总结一下：酒精性肝硬化，李祥舒主任医师的治疗用药特点：

（1）攻补兼施是大原则。攻和补的力度，由患者的病情决定。

健脾补气是第一位的，慢性病人久病虚损者居多，补益健运后天之本，对于疾病的持续性治疗和恢复、发挥药物的最大效果都有好处。

（2）针对水肿，应用有针对性的药物，如五皮饮，以皮行皮，利水消肿。

（3）针对患病脏腑特点及病机，要应用针对性药物：酒精性肝病，要以清热化湿为主。用药最好能够入肝经，并能清热化湿，如虎杖、黄柏、茵陈、茅根，最好还能一药多用，如水红花子，有清热化湿作用，还能消积聚。

（4）针对癥瘕积聚，应用针对性药物软坚散结，如三棱、莪术、鳖甲、龟甲、穿山甲、牡蛎、山慈姑等。

（5）行气活血药物兼顾。陈皮、大腹皮、莱菔子都能行气，枳壳、青皮除了行气还能消积。当归、白芍、红花、丹参、山楂都能活血，山楂还能消积消酒食，有针对性作用。郁金走血分，活血还能行气，入肝经，有针对性作用。

（6）应用利尿药物需要注意护肾阴，从某种程度上说这就是治未病，如枸杞子、女贞子、旱莲草、五味子的应用。

最后还要护胃气。这个和健脾又有所不同。脾能运化，但如果胃气受损，连受纳都出问题，谈何运化？所以要照顾胃气，让患者吃得下才行，故用陈皮、薏苡仁和胃。

3. 泄泻

患者杨某，男，31岁。有扩张型心肌病史。形体肥胖，大便一日4～5次，不成形，易腹痛，乏力，口唇颜色暗，脉沉细，苔薄白。

初诊：茯苓 30g　炒白术 20g　黄芪 20g　炒薏苡仁 30g

炒扁豆 15g　陈皮 6g　五味子 6g　生芡实 10g

乌梅 15g　木香 6g　干姜 3g　黄芩 10g

黄连 6g　丹参 10g　甘松 6g　赤石脂 15g

7剂，免煎颗粒，水冲服，日一剂。

患者二诊来诉，服药后，身有力，大便次数减少为一日2～3次。另外，口唇的颜色较前好转。

二诊：一诊方药的基础上加入肉桂、莪术、大枣。

患者三诊来诉，服药后有明显好转，原来容易腹痛，现在没有了。诉口微干，舌淡嫩，脉象较前和缓。

三诊：在二诊方药的基础上加入全蝎、蜂房、地龙、丝瓜络。

分析：根据患者舌苔、脉象、形体和症状，判断其泄泻为脾虚泻。选方用参苓白术散做底方，考虑患者体质较为壮盛，有壅滞象，所以去掉呆补的参。用茯苓、白术、扁豆健脾，黄芪益气，薏苡仁化湿，陈皮、木香理气，五味子、芡实、乌梅酸收，干姜、黄芩、黄连寒热并用，取方自乌梅丸和半夏泻心汤，用赤石脂以涩肠。丹参和甘松是对药应用，患者有扩张型心肌病，丹参活血化瘀，甘松护心气，二诊三诊见效继续守方，加入了通络脉的药物。患者的脾虚湿气较盛，所以选择健脾化湿；化湿必须要行气，所以用到了理气的药物；在治本的同时，也要治标，所以用了酸收、涩肠的药物；患者病久，体内寒热错杂，所以用到了平调寒热的药物，加上心脏循环系统问题，体内有瘀血，络脉不畅，李祥舒主任医师又用了通络活血的药物，包括一些虫类药物。全方用药考虑的方面比较周全，标、本、病、证都考虑到位，所以见效明显。

4. 泄泻

患者于某，女，55岁，因"泄泻"来诊，是一位30年的慢性腹泻患者。有胆囊炎、高血压病史，肠镜无异常表现。主要表现为大便中有不消化的食物，便次多，一日六七次，便质黏，不成形，有时小腹痛，活动后容易上厕所，夜尿多，每次尿量少。患者自2013年12月19日来诊，共诊治五次。前三次的方药是以附子泻心汤、缩泉丸、痛泻要方为主方。

2013年12月31日，患者三诊，处方：

陈皮 10g　防风 10g　炒白术 15g　茯苓 30g

酒白芍 10g　山药 15g　盐益智仁 10g　乌药 10g

芡实 10g　干姜 6g　生甘草 10g　附子 6g

肉豆蔻 10g　黄连 6g　郁金 10g　黄柏 6g

7 剂，水煎服。

2014 年 1 月 7 日，患者四诊。经前三诊，患者大便黏稠度明显改善，大便成堆了。虽然仍不成形，但是大便不散了，其他症状改善不明显。脉沉细，舌淡暗。处方：

党参 30g　炒白术 15g　茯苓 30g　生甘草 10g

陈皮 10g　木香 6g　砂仁 6g　焦麦芽 15g

焦神曲 15g　芡实 10g　干姜 6g　附子 6g

怀牛膝 10g　秦艽 10g　升麻 3g　厚朴 6g

黄芩 6g

7 剂，水煎服

2014 年 1 月 14 日五诊。患者诉不消化感明显减轻，大便次数仍上下午各三次，但是有一次大便成形了，患者说自己 30 年来第一次大便成形了。活动后仍容易上厕所，夜尿频度降低，每一次的尿量增加了。

党参 30g　炒白术 15g　茯苓 30g　生甘草 10g

陈皮 10g　木香 6g　砂仁 6g　焦麦芽 15g

焦神曲 15g　芡实 10g　干姜 6g　附子 6g

怀牛膝 10g　秦艽 10g　升麻 3g　厚朴 6g

黄芩 6g　补骨脂 10g　炒白扁豆 30g

7 剂，水煎服。

李祥舒主任医师说，食谷不化，属于飧泄，为清阳下陷导致，在健脾气的同时要照顾脾阳。在这个方子的演变过程中，看到了补气药物的推动作用。从四诊开始，加入了补气的党参，而且是 30g，患者的病情明显改善。此前的几诊，用到了益气的山药和白术，补气的作用较弱，在此基础上，加入了益气作用明显的党参和扁豆，效果非常明显。除了补益脾肺之气，还要补益肾气。补骨脂有补肾助阳、固精缩尿、暖脾止泻的作用，固精和缩尿这种固摄作用也是气的功能，可以将补骨脂理解为补益肾气的药物之一。药入体内，只有经过气的推动运化，才能充分发挥作用而补益气血、气阴，促进脾胃的运化功能，对于虚证病人而言，这是最重要的事情。中医认为气就是功能，人体各项功能全部需要气的推动，只有让气足一些，同时更为流畅地运行，才能推动体内的新陈代谢正常运转。

5. 泄泻

患者郅某，男，57岁。主诉是三十余年来大便一日3～4次，加重一周。大便不成形，自诉腹泻的毛病是长期喝大酒后而得，平时身体困乏无力，恶寒不恶热，性功能下降，如果大便症状好一些，那么精神就会好转。小便正常，结肠镜检查无明显异常。舌体大，苔黄厚水滑。

初诊：

  人参15g 附子10g 肉桂10g 干姜15g

  生白术20 茯苓30g 黄芩10g 蒲公英15g

  马齿苋20g 仙茅10g 补骨脂10g 青皮10g

按照乌梅丸和理中汤的思路，寒热并用，治疗脾虚和结肠湿热。

二诊：

  炒白术30g 苍术20g 茯苓30g 厚朴6g

  干姜10g 附子6g 黄芩10g 黄柏10g

  木香6g 荜茇6g 芡实10g 补骨脂10g

  太子参30g 枳壳6g 秦皮10g 大枣20g

三诊：二诊方加肉桂6g，生姜3g，生益智仁10g，乌药10g。

14剂药物之后，患者的脸色明显改善，面上的污浊不清感消失了，感觉脸色柔和光滑，仿佛年轻了5岁。在三诊的时候，患者说吃了二诊的方子，大便一日1～2次，也有成形的时候了，患者舌苔也较前变薄了。

仔细分析二诊的处方和一诊处方的差别，就是二诊处方中增加了温补脾肾的药物，如苍术、厚朴、木香、萆薢、芡实、大枣。患者数十年的病史，病位在下焦大肠，起因是酒食无度，导致中焦脾胃虚弱，脾虚不能升清运化，清气下陷，胃虚不能通降湿热浊气，浊邪下陷至大肠，湿热凝聚大肠，伤阴耗气，造成肾气受损。一方面气虚日久，气损及阳；一方面肠道内寒、湿、热相互错杂为患。整体来看，温补脾肾的阳气应该是最为重要的，《素问·生气通天论》曰"凡阴阳之道，阳密乃固"。所以三诊又在二诊处方的基础上，加入了肉桂、生姜、益智仁和乌药。加入益智仁和乌药的原因是取方于缩泉丸，因为患者说晚上还是起夜。

有一个胃炎患者，幽门螺旋杆菌阳性，也是脸色特别难看，很浊，色暗，服用了平胃散和五苓散这种针对中焦利湿清热的方子以后，脸色变得好看多了，胃疼的症状也明显改善。

中医治本，治疗疾病之所由来。胃肠同属阳明，阳明的气化反应在面部。针对阳明湿热邪气的治疗，可以令面色明显改善，反过来，有经验的医生可以通过观察头面部的气色清浊明暗，来推断阳明（胃肠道）的邪气变化。

6. 腹胀

患者姜某，女，41岁。主诉腹胀半年。病因是半年前吃过一次羊肉水饺，之后出现腹胀，不能坐，坐着就会出现胁肋胀满，平时只能躺着或站着。恶寒喜暖，口苦，不知饥，口不干，饮水可，无反酸烧心，大便色绿，脉细无力，舌暗红，苔黄腻。患者有乳腺增生病史，平时有乳房疼痛。找专家看了几个月，中西药应用无数，都没有改善，6月16日来诊。

诊断：痞满湿热不畅，阻滞气机。

处方：

> 杏仁10g　豆蔻3g　生薏苡仁30g　生白扁豆15g
>
> 厚朴6g　法半夏9g　通草3g　滑石10g
>
> 淡竹叶10g　黄连3g　黄芩10g　干姜4g
>
> 党参10g　醋青皮6g　陈皮6g　丝瓜络10g

穿山甲 6g　郁金 10g　元胡索 10g　生麦芽 15g

焦神曲 15g

　7 剂，水煎服，日 1 剂。

6 月 23 日复诊，患者说已经不胀气了，从吃第四剂开始明显好转，乳腺增生的疼痛症状也明显改善，舌苔的黄腻程度也较前明显好转，大便颜色转为正常的黄色。

原方照服 7 剂，去掉滑石，加入茵陈 30g。

患者之前的处方，中药都是理气和胃一类，西药都是抑制胃酸、保护胃黏膜、促进肠蠕动一类，并不对症。

患者首诊的舌苔是暗红，苔黄腻，结合腹胀的表现，辨证为湿热不畅，阻滞气机。为什么是湿热呢？首先这个季节是夏季，应该是以湿热为常见证型，患者的舌苔腻，符合湿的表现，再次，患者的症状中，有口苦、苔黄、舌红的表现，有热，湿热阻滞气机，影响中焦的气机升降，出现口苦但是口不干，纳呆，大便色绿，所以用三仁汤为主方针对湿热来进行治疗。患者还有恶寒喜暖、脉细无力的虚象，之前的方子里有很多寒性的药物，所以患者现在的体内状态，除了湿、热两种邪气外，还应该有寒邪存在。半夏泻心汤是治疗寒热错杂痞满的常用方剂，所以用半夏泻心汤结合三仁汤来治疗。方子中用的丝瓜络，是取类比象的方法，丝瓜络的结构与乳腺网状结构非常像，又有化痰通络的作用，所以非常适合，穿山甲通络的作用特别强，能够带领诸药深入到络脉，打透最深层次的瘀滞。青皮、郁金、元胡等药共奏行气止痛之功，患者舌苔黄腻，消化功能下降，用麦芽、神曲消积和胃。

李祥舒主任医师用看似平淡无奇的杏仁、豆蔻、薏苡仁等药物解决了患者半年来的苦痛。原因还是在于能够根据季节、患者症情、舌脉来辨证灵活地用药，不拘泥于腹痛腹胀常见的胃气不和证型，还有反流性食管病等常见的西医病名。事实证明，每位患者都有不一样的辨证和病情，就像每个人都有不一样的人生，作为中医师，就要尊重这种事实，站在既成思维之外，客观分析，避免主观臆断，才会少犯错，更好地提高疗效。

7. 阳痿

患者黄某，男，43岁，2013年7月30日初诊。诉精神低落，身疲乏力，腰酸腿软，小便不利，阳痿早泄，阴囊潮湿，心烦，失眠，大便晨起3次不成形，纳少，手足心热，汗出，舌暗红，苔黄腻，脉沉尺弱。

辨证：脾肾两虚，阴阳不调。

处方：

> 黄芪20g　党参20g　茯苓30g　炒白术20g
> 盐杜仲10g　牛膝10g　枸杞子10g　菟丝子10g
> 醋五味子12g　车前子10g　仙茅6g　黄柏6g
> 芡实10g　青蒿10g　天花粉10g　当归10g
> 7剂，颗粒剂，冲服。

患者是机能状态低下。李祥舒主任医师用黄芪补气，四君子健脾，杜仲、牛膝强腰健肾，四子及仙茅、黄柏、当归（二仙汤主要成分）补肾养血，芡实收涩，青蒿清透虚热，天花粉止渴。

二诊再来，患者诉精神面貌改善，前药后病愈三分之一。心烦减轻，仍有失眠，大便虽未成形，但较之前见强。患者面色等整体状况也明显与前不同。二诊用初诊方去车前子，入仙灵脾增强补肾力度，生牡蛎收涩、安神。

患者8月、9月又来两次，基本上是上方加减治疗。

李祥舒主任医师一直强调，现在的临床医师认识病位浅。从这个方子的治疗上，可以看到对患者的病性、病位抓得很到位。患者脾肾两虚，虽然有肾虚的一系列症状存在，但是由于患者身疲乏力，精神低落，诸虚证纷纷出现，是机能的问题，中医就责之于气，应选择以健脾补气为主，故选择了生黄芪和四君子汤为主药来治疗。在对具体药物的选择上，将黄芪和党参同用以加强补气力度，提升机体的各种机能。黄芪和党参都是补气药物，他们的作用一定是不同的。

患者杨某，男，31岁，因泄泻来诊。有扩张型心肌病史，体格壮盛。处方：

> 茯苓30g　炒白术20g　黄芪20g　炒薏苡仁30g

炒扁豆 15g　陈皮 6g　醋五味子 6g　芡实 10g

乌梅 10g　木香 6g　干姜 3g　黄芩 10g

黄连 6g　丹参 10g　甘松 6g　赤石脂 15g

患者前后来了几次，均没有用参，但是参苓白术散的其他药物都用到了，还用了黄芪。李祥舒主任医师说患者形体壮盛，有壅滞象，应该用通活疏利之品，用参就呆补了。

结合以上两个病例，总结一下黄芪和参的异同。中药学上，黄芪和参同为补虚药。黄芪甘，微温，归脾、肺经，有补气升阳、益卫固表、利水消肿、托疮生肌的功效。人参甘、微苦、微温，归心、肺、脾经，大补元气，补脾益肺、生津，安神。西洋参有补气养阴的作用，党参益气生津养血，太子参补气生津。从功效上来看，参是补气和养阴同时存在，气阴双补，而黄芪仅是单纯的补气作用。黄芪可以通过补气提升机体的功能，而参在补气的基础上又能补阴，更像是"营养品"。如果机体功能低下，又缺乏营养（形体不胖、精神低落、脉细无力、舌苔不厚腻甚至薄、少、剥脱），就可以参芪同用，或单用参；如果机体仅是功能低下，而富营养化（形体壮盛、舌苔厚腻、水湿邪气偏盛），那么就不该用参。

一如古人的说法"参内芪外草中央"。黄芪更像是卫士，走卫外固表的路线，药性趋动，参就是将军了，稳坐中军帐，药性趋静。

8. 耳鸣

患者崔某，女，47 岁，2013 年 7 月 9 日来诊。诉耳鸣，左耳为主，咳嗽时小便失禁。脉沉细，舌暗红，苔薄白。

辨证：瘀血入络，脾肾两虚。

处方：

丹参 20g　郁金 10g　红花 5g　白芷 6g

生龙齿 20g　生龙骨 20g　蝉蜕 6g　醋五味子 12g

芡实 10g　山药 20g　益智仁 10g　牛膝 10g

二诊：2013 年 7 月 16 日。患者服药后白天耳鸣减轻，入夜安静后仍有出现，原来大便难，现在大便较前畅快，咳嗽即遗尿的情况没有发生。

处方：

丹参 20g　郁金 10g　红花 5g　白芷 6g

生龙齿 20g　生龙骨 20g　蝉蜕 6g　醋五味子 12g

芡实 10g　山药 20g　益智仁 10g　牛膝 10g

全蝎 3g　穿山甲 6g　制何首乌 10g　乌药 10g

患者再服 7 剂后愈。

治疗耳鸣，常规的思路是根据肾开窍于耳、少阳经巡行耳周的理论，从肝肾辨证居多。李祥舒主任医师认为，病入络脉，用活血通络法治疗。方中的丹参、郁金、红花、白芷活血行气通络，龙齿、龙骨重镇安神。缩泉丸健脾补肾缩尿。二诊用全蝎、穿山甲等虫类药物加强了活血通络的力度。清代的叶天士提出"久病入络"。关于病入络脉的判定标准：一是时间长，二是有络脉不通的瘀血症状。本例患者舌暗是瘀血症状，可能还有其他信息未能及时完整地采集到，其他临床上可能出现的瘀血症状还有：肌肤甲错、肤色暗、面色晦暗、口唇发暗、舌暗、舌下瘀斑、脉细或涩、月经量少有血块，痛经、身体有某一部位固定出现的刺痛、记忆力减退、脱发、痤疮、身体有瘀斑、症状夜晚加重、"但欲漱水不欲咽"、有"瘀血"形成的疾病如脑梗死等。临床上，对于慢性疾病、久治不愈、反复发作的疾病都可以从"久病入络"这个思路去考虑，酌加活血通络的药物治疗。

9. 尿失禁

赵某，女，58 岁。主症为咳嗽后小便易流出，中医诊断为溢尿。伴见汗出多，夏天夜眠不安。舌淡偏暗，脉沉细。李祥舒主任医师诊断为脾肾不足。用药为六味地黄丸、五子衍宗丸合方，再加上杜仲补肾，鳖甲、龟板、青蒿清虚热补阴，浮小麦止汗，桑螵蛸、益智仁以收涩。

处方：

> 熟地黄 30g　山萸肉 15g　山药 15g　牡丹皮 9g
>
> 茯苓 9g　泽泻 9g　枸杞子 9g　菟丝子 9g
>
> 沙苑子 9g　覆盆子 9g　车前子 9g　桑螵蛸 6g
>
> 益智仁 9g　盐杜仲 15g　青蒿 9g　龟板 15g
>
> 醋鳖甲 15g　浮小麦 30g

二诊患者症状减轻，又加上乌药以成缩泉丸。李祥舒主任医师说，补肾药对尿道括约肌有改善作用。

方中的主药枸杞子、菟丝子都是补肝肾的。其中，菟丝子既能补肾阴，又能补肾阳，性味甘温。枸杞子补肝肾，性味甘平。其余药物五味子是温性的、覆盆子是微温的、车前子是寒性的，但在原方中所占比例并不大，所以整体性味应以温为主。

肾主封藏，这应该是选方的理论依据。肾精亏虚则不能收摄，临床上有很多与肾精不固有关的不能收摄的症状，如遗尿、遗屎、遗精、子宫脱垂等。五子衍宗丸的说明书上关于功用的最后一句是可以治疗尿后余沥，这也是与收摄不足、封藏失司有关，故可以用五子衍宗丸治疗。

10. 湿热

患者石某，男，41 岁，司机，以久坐后下腹部不适来诊。有糖尿病、前列腺炎、腰痛。舌苔黄腻，脉细，李祥舒主任医师开了四妙散为主方的方药。患者在问诊过程中说自己曾经戒过一段时间的烟，可是不抽烟，就饥饿感特别强，特别爱饿，总是想吃东西。要是抽上了烟，就没有这些问题了。李祥舒主任医师说：那你就接着抽吧。口气非常平淡，不像是反语。李祥舒主任医师又说：很多戒烟后的人都胖，是因为戒烟后吃得多了。

处方：

> 苍术 15g　黄柏 6g　川牛膝 15g　生薏仁 30g
>
> 白豆蔻 6g　黄芩 12g　茯苓 15g　天花粉 15g

厚朴 6g　醋莪术 9g　车前草 15g　草薢 15g

如果用现代医学分析，吸烟成瘾的人，在停止吸烟后，会出现戒断症状。包括头晕、心慌、流涕、食欲增强等。这名患者的情况明显属于出现了戒断症状。如果用中医思维来分析呢？吸烟的人肝气旺盛，性情容易急躁，形体大多以瘦为主。人体内负责受纳水谷的是胃，运化水谷精微的是脾，二者五行同属于土，如果吸烟鼓动肝气，按照五行生克制化理论，肝木旺盛，会克伐脾土，这样，脾胃运化水谷精微的能力就会被压制而大大地减弱了，人就不容易胖起来。一旦停止了吸烟，肝木脾土的功能回归原位，如果脾胃功能尚且健康的话，那么人体受纳水谷和吸收水谷精微的能力就会较前有所恢复，表现为容易饥饿，特别想吃东西，吃完了还容易发胖。而有的人肝木太旺，总是克伐脾土，造成脾土的能力减弱。好比木型人，形体瘦，面色青，容易紧张，脉象弦。虽然脾土本身不弱，但是肝木太旺也容易克伐脾土，造成吃了不胖。

11. 慢性咽炎

患者王某，女，37 岁。西医诊断为慢性咽炎，有结节性甲状腺肿，并有甲状腺切除史。2013 年 10 月 10 日初诊：诉恶寒，咽痒，咳嗽少痰，咳嗽阵作。身疲乏力，脉细，舌淡红，苔薄白。

诊断：喉痹。

辨证：气阴两虚

　　　　太子参 30g　生黄芪 10g　防风 10g　生白术 10g

　　　　芦根 30g　蒲公英 15g　金银花 20g　生石膏 15g

　　　　法半夏 10g　川贝母 6g　款冬花 10g　百合 15g

　　　　炒白果 10g　沙参 15g　桔梗 10g　生甘草 6g

　　　　7 剂，颗粒剂，水冲服。

2013 年 10 月 29 日患者再次来诊。诉诸症均明显减轻，现恶寒明显，鼻塞，时有流涕，脉和缓。舌淡红，苔薄白。

于上方中加入桂枝 6g，桑白皮 15g。再服用 7 剂。

分析：患者初诊有恶寒、身疲乏力的症状，结合脉细舌淡，属于肺脾气虚，又见咽痒、咳嗽、少痰，有甲状腺切除史，是肺阴不足，辨为气阴两虚。咽喉、鼻均属肺所主，咳嗽、咽痒属于肺气宣降功能失常，气郁则化火，方中必须酌加清肺热，必要时清胃热的药物，且肺部病变，日久均有寒热错杂，如果单纯从补气出发，气有余便是火，患者容易出现"上火"等不适症状，临床表现为症状加重或无好转，用药要补中有清。并且慢性咽炎临床以阴虚为多见，肺气郁热也容易化火伤阴，所以要处处照顾阴液。

李祥舒主任医师用太子参 30g 为君药，补气养阴，玉屏风散补益肺脾之气，芦根、蒲公英、双花、石膏清肺胃热邪，芦根清热不伤阴，沙参、百合养肺阴，川贝、款冬、白果、半夏止咳化痰，桔梗、甘草利咽。全方共奏补益肺脾、清热养阴、利咽止咳之功。患者复诊诸症均减，有鼻塞，脉缓，用桂枝解表，桑白皮清肺热化痰收功。

12. 慢性咽炎

田某，男，62 岁，半夜口干，晨起咽痒而干，有时疼痛。有慢性咽炎，有时恶心，舌质暗，2015 年 2 月 24 日来诊。

处方：

　　地黄 15g　天花粉 10g　麦冬 10g　知母 10g

　　元参 10g　薄荷 10g　胖大海 8g　生薏苡仁 30g

　　牛膝 10g　炒栀子 6g

　　14 剂

复诊口干咽痒有少许减轻，处方：

　　生黄芪 20g　山药 20g　生白术 10g　地黄 15g

　　金银花 20g　鱼腥草 15g　赤芍 15g　桔梗 10g

　　生甘草 10g　羚羊角 1g　百合 20g　白果仁 10g

　　7 剂

7 剂药过后，患者诉咽干咽痒较前明显减轻，自己觉得口中有津液了，大便略干，加元参、天花粉以滋阴，再服用 7 剂以善后。

这是一个慢性咽炎的患者，这种咽中不适的症状折磨了他很长的时间。治疗思路也由初诊的养阴清热解毒，转变为复诊的益气养阴清热解毒，患者的慢性咽炎症状在服用了益气药物后，得到了明显的改善。

李祥舒主任医师常常在临床上应用益气药物的同时，又配合养阴、养血、补肾、活血、温阳等方法治疗疾病。李祥舒主任医师认为，气属阳，阴血津液等有形物质属阴，人体阴阳失衡则病重，阴阳平衡则病愈，所以气与阴血津液之间的关系非常重要，益气药物和养阴、和血药物的比例非常值得思考。气是推动人体新陈代谢运行的关键，方药入口，一定也是通过气的推动来运行全身，发挥作用，适当地运用益气药物能够加大方药的治疗力度。特别是对于慢性虚损病人，病程时间较长，体质较弱，正气不足，更适合应用益气药物。临床上，脉沉细无力，舌体胖大，边有齿痕，是益气药物的典型应用指征，如果再加上虚证表现，就更适合了。

有一个患者，咽部不适数月，总是有痰，有时咳嗽，舌苔白腻，给他用了半夏厚朴汤，复诊说有点效果，但是嗓子还是不利索，虽然他没有咽干，但还是在原方的基础上，加用了太子参、麦冬。复诊患者说效果明显，改善程度很大。仔细分析，这个患者是中年人，慢性病程，久病耗损气血，一定有气阴不足，按照调燮阴阳气血的方法，加上益气养阴的药物后，患者明显好转。

有的时候，患者说的症状只是一个方面，年龄、病程、舌、脉这些信息都可以补充患者言而未尽之处，一定要考虑周全才可以。

13. 更年期综合征

何某，女，53 岁，因更年期综合征来诊。2013 年 11 月 25 日初诊。12 月 24 日来诊，患者诉畏寒肢冷，记忆力差，颈部略硬，睡眠较差，脉沉细，舌淡红。

处方：枸杞子 12g　女贞子 10g　酒黄精 15g　熟地黄 15g

仙茅 6g　黄柏 6g　知母 6g　当归 10g

山药 15g　太子参 30g　醋香附 10g　丹皮 10g

桂枝 6g　生牡蛎 20g　阿胶 6g　黄连 3g

三七粉 2g　丹参 15g　石菖蒲 6g

7 剂，水煎服。

12 月 31 日来诊，患者诉睡眠改善，周身乏力，少神，关节不适，起夜三次小便，夜晚咽干，上午 10 点以后就难受，面色虚黄。方药调整方向：以健脾为主。

生黄芪 20g　山药 15g　生白术 10g　茯苓 20g

熟地黄 15g　枸杞子 15g　菟丝子 15g　酒女贞子 10g

桑寄生 15g　酒山茱萸 10g　当归 10g　炒枣仁 15g

防风 10g　桑枝 30g　桂枝 10g　细辛 3g

知母 6g　鸡血藤 15g　海风藤 15g　全蝎 3g

地龙 10g　生山楂 10g　三七粉 2g　穿山甲 6g

7 剂，水煎服。

1 月 14 日来诊。诉上方效果非常好！药后一身轻松，脑子清楚，舒服多了。小便减少，夜尿三次减为两次，汗出减少，睡眠好转，仍有烦燥，中间停药一周后症状加重。

综合分析，患者是一位中年妇女，以诸虚证为主要表现，开始的症状是眠差，畏寒肢冷，记忆力差，脉沉细，证属肝肾不足，阴阳两虚。李祥舒主任医师用二仙汤为主方，在补肾阴的同时，照顾肾阳，加上健脾益气、安神、行气、活血的方药。患者的睡眠状况很快改善，但是，乏力的症状改善得并不明显。并且出现了上午十点后就难受，夜晚咽干的症状，这是气化出了问题。改以益气为主，加上了健运脾胃的药物，并且根据患者年龄，还有关节的症状，加上了活血化瘀和通络脉的药物，症状改善十分明显。

患者是一个虚证的病人，"虚则补之"。如果药物的用法得当，补益不但不会上火，反而会产生非常好的疗效。李祥舒主任医师曾经说过，一个方子，人吃下去，如何能够把药力运化开来，发挥药物的最大用处？那就是促进人体的吸收能力。临床上，李祥舒主任医师除了用补气的药物直接增加患者的吸收功能，如黄芪，参，还会用健运脾胃的药物让这种补益上来的气得到充分的运化，如白术、扁豆（作用稍微弱一点）。但是这样还不够，还要带走新陈代谢的废物才行，需要加入利湿的药物，如茯苓、薏苡仁（作用稍微弱一点）。人体是阴阳平衡的单位，同样，气与阴也是平衡的。如单纯补气，就会出现偏于干燥的情况，必须酌情补阴，这样才不会上火，李祥舒主任医师一般是通过患者的症状，比方说口干引饮，咽干，舌苔薄而干燥，分布不均匀，地图舌，热病后期等情况酌情补阴。这时候，就常常用到气阴双补，太子参、山药一类就派上用场了。上岁数的病人，往往都有络脉不通，在给予方子动力的同时，还要用上活血化瘀通络的药物来使气行走的更通畅。具体到这个患者，有面黄，脉沉细，形体虚弱，少神等脾虚征象，单纯的补精益气效果有，但是不明显，一旦加大补气药物的力度，再加上运脾的药物，帮助身体气化，效果就十分明显。如果是上年纪的病人，补气的力度则要偏于缓和，可用山药、扁豆、薏米之类的药物，都是食材，性味较为平和。如果是年轻人、中年人，且症状显示气虚得比较厉害，就用黄芪、参类加强补益力度。

14. 更年期综合征

黄某，女，48岁，以失眠为主诉来诊。诉胸闷，类似缺氧的感觉，喜叹息，阵阵汗出，午后汗出多，月经量少，期长，有高血压病史，血压160/100mmHg，服用倍他乐克控制。脉沉细，舌淡红，中部苔黄腻，舌尖略干有裂纹。

诊断：围绝经期综合征，月经不调。

辨证：肝肾不足，阴阳不调。

初诊：2014年8月19日。

处方：

熟地黄 20g　山萸肉 10g　白芍 10g　当归 10g

枸杞子 20g　女贞子 20g　生龙骨 20g　生牡蛎 20g

　　　　浮小麦 30g　醋香附 10g　郁金 10g　仙茅 6g

　　　　黄柏 6g　玉竹 10g　石斛 10g　首乌藤 30g

　　　　合欢皮 15g　远志 10g　藏红景天 1 袋　檀香 6g

　　　　甘松 10g　丹参 15

　　　　7 剂，水煎服，日 1 剂。

　　这个方子是以归芍地黄丸为主，补肾养血，养阴行气，重镇安神，既照顾到了肝、肾、心三脏，也照顾到了气血两个层面。患者复诊时对这个方子赞不绝口，说服用到第三剂的时候睡眠明显增加，胸闷、心慌、汗出的症状均明显好转，进食也明显增加。患者舌苔黄腻减少，舌面略干，舌苔略少，脉弦细。

　　　　处方：熟地黄 20g　山萸肉 10g　白芍 10g　当归 10g

　　　　枸杞子 20g　女贞子 20g　生龙骨 20g　生牡蛎 20g

　　　　浮小麦 30g　醋香附 10g　郁金 10g　仙茅 6g

　　　　黄柏 6g　玉竹 10g　石斛 10g　首乌藤 30g

　　　　合欢皮 15g　远志 10g　藏红景天 1 袋　檀香 6g

　　　　甘松 10g　丹参 15g　天花粉 15g　山药 15g

　　　　7 剂，水煎服。

　　在初诊方药的基础上，加上了天花粉和山药，是因为考虑到秋天应该养阴，而花粉在养阴的基础上，还有活血的作用，山药气阴双补，又入肾经。更年期的患者多以失眠为首发症状，所以看到失眠，就要结合患者的年龄、生理状况来综合分析。

　　患者正值中年，肝肾不足为本，脉沉细，脉象特点符合虚证，且有月经不调，月经量少，期长，更符合肝肾不足的特点。午后汗出，说明以阴虚为主，所以用归芍、熟地黄、山萸肉、枸杞子、女贞子来养肝肾之阴，仙茅补肾阳，阴中求阳。不仅要养血，还要照顾气分，香附、郁金行气，龙骨、牡蛎、浮小麦收涩止汗，玉竹、石斛、黄柏养阴清热，首乌藤、合欢皮、远志安神，檀香、甘松、丹参取方于丹参饮，因为患者有胸闷、缺氧等症状，需照顾心气，藏红景天增强正气，增强免疫力。

肾阴肾阳是人一身的根本，补肾阴一定要照顾肾阳，而肝肾同源，补肾的同时，养肝血能够明显增强疗效，而单单从血分层面考虑也不行，一定要兼顾气分，这样气血阴阳都考虑到，方子才流通，方子才完整。

15. 月经不调

曹某，女，42岁。月经后期2周。吃了2周的药物，没有效果。处方如下：

11月28日

　　　　香附10g　郁金10g　红花5g　赤芍10g

　　　　丹参20g　泽兰10g　沙参10g　生薏苡仁15g

　　　　三七粉2g

　　　　3剂。

12月5日

　　　　莪术10g　当归10g　赤芍6g　川芎6g

　　　　生地黄12g　地骨皮10g　三七2g　生白扁豆30g

　　　　生薏苡仁30g　太子参20g　熟地黄20g　桂枝3g

　　　　茯苓12g　丹皮6g　穿山甲6g　陈皮6g

　　　　5剂（只吃了3剂）。

患者月经仍然没来，感觉周身燥热，晚上明显。舌苔略少，淡红的舌质，脉细滑。李祥舒主任医师一搭脉，就说，好像快要来了的样子。然后根据患者的舌苔、脉象，拟方如下：

　　　　熟地黄20g　生地黄10g　山萸肉10g　当归10g

　　　　白芍10g　女贞子20g　旱莲草12g　太子参30g

　　　　山药20g　青蒿10g　丹皮10g　醋鳖甲20g

　　　　黄柏10g　醋香附10g　郁金10g　生牡蛎30g

　　　　仙茅6g　益母草15g　醋莪术6g

　　　　7剂。

《素问·上古天真论》云"女子六七，三阳脉衰于上，面始焦，发始白"，这是女人的生理规律，女人一生中最好的时间段在四七（28岁）。这个患者一看年龄，就应该确定了的辨证就是"脾肾不足"了。为什么？因为《黄帝内经》上还说"人年四十而阴气自半"，这个患者40岁左右，正是身体的阴液开始亏虚的时候，肾虚则精气不足，脾虚则运化不利，所以，辨证要本着补益脾肾的原则来进行。选方以六味地黄汤和人参归脾丸为主。李祥舒主任医师还根据患者的病情和年龄，对她的预后进行了判断，由于患者之前的月经总是提前，而这个月的月经又明显错后，极有可能提前结束，要尽量地用药来延缓这种情况的到来。

患者前后调理了3周左右，来了1次月经。如果只是看到了月经没来，就一味地活血通利，兼以补肾，补阴的力度小，显然没有看到患者的生理病理基础——到了这个阴血不足的年纪，应该选择以补阴为主，或者说光看到了月经不来，没看到现象后面的本质，是精血亏虚，脏腑功能减退。李祥舒主任医师在用六味地黄的三补的同时，还用了归芍养血，二至丸补肾阴，再加上山药、太子参补脾肾之气，用青蒿、鳖甲、丹皮、黄柏等清虚热，用香附、郁金来行气，加上仙茅、牡蛎调燮阴阳，通经活血的药物仅仅用了益母草和莪术两味。治疗的中心就在于补益肝肾，调和阴阳，兼以活血。患者阴液足了，月事自然到来。

16. 心悸

刘某，女，40岁，就诊日期：2014年3月11日。诉心悸，饥饿后周身酸软，平素乏力，肌肉酸痛，睡眠较差，口干，有严重的痛经，舌体胖，淡嫩，有齿痕，脉弱。

一诊，李祥舒主任医师说，脾主肌肉，平素乏力，属于脾的问题，心悸有心的问题，月经不好，"二阳之病发心脾"，加上睡眠较差，这是心脾的问题，结合舌脉，属于虚象，必须健脾益气、养心。

处方：生黄芪 30g　山药 15g　炒白术 10g　茯苓 60g

桂枝 6g　醋五味子 10g　百合 10g　炒枣仁 15g

远志 10g　生龙骨 40g　丹参 15g　红花 10g

炙甘草 6g　大枣 10g　麦冬 10g　生牡蛎 20g

7 剂，冲服。

这个方子是用黄芪、山药健脾补气，黄芪补肺脾之气，山药肺脾肾气阴兼顾，桂枝、茯苓、白术、甘草、大枣是取自苓桂术甘汤和苓桂枣甘汤，用于温阳化饮，治疗心悸，其中，茯苓用到 60g，也是抓住了患者舌体胖，体内有水湿停驻的特点，利水定悸安神。桂枝、龙骨、牡蛎、炙甘草、大枣有桂枝加龙骨牡蛎汤之意，结合五味子、百合、枣仁、远志养阴安神治疗失眠，另外，大剂量茯苓的应用，一定要配合养阴的药物，否则日久必然伤阴，丹参、红花养血活血，治疗失眠。

一周后，患者复诊，诉诸证好转，有心烦，微汗出，入苦参 10g，浮小麦 30g，取甘麦大枣汤之意来养心。之后患者又来了两次，方药没有变化，第四次来的时候，患者诉已基本上没有发作过心慌，诸证均减。

这个病例，有几个地方需要总结。

第一是心悸这种问题不能单从心去考虑，要结合症状和舌苔脉象考虑到其他脏腑才全面。

第二是茯苓的用量，对于患者水湿内停的心悸，要果断加大剂量，疗效肯定。

第三是失眠主要从心脾两个方面考虑，这个病例就是一个佐证。

第四是心悸、失眠，涉及心的病变，一定要考虑血分的问题，所以养血、活血的药物必不可少，方中的丹参、红花、炒枣仁就是养血活血的药物。

17. 眩晕

何某，女，46 岁，诉眩晕，头晕，大便溏，还有轻微的腹痛，患者血压偏高，用了重镇、息风、清热、利湿的方法，第一次用了镇肝息风汤加减，第二次用了五苓散加减，效果并不好。

6月17日，到李祥舒主任医师处就诊。查脉辨证后处方如下：

党参20g　白术15g　茯苓15g　炒扁豆30g

山药10g　苍术10g　陈皮10g　法半夏10g

益母草15g　泽兰10g　夏枯草15g　蒺藜10g

香附10g　郁金10g　醋莪术10g　钩藤15g

7剂，水煎服。

此后，效果明显好转，患者大便成形，周身困苦的症状改善，有精神了，感觉也有笑模样了，此后又在这个方子的基础上，加加减减治疗了5次，最后也加了牡蛎、龙骨等重镇的药物和海藻、皂角刺等治疗乳腺增生的软坚散结的药物，患者诸症改善。

这个方子是一个参苓白术散加味。党参、茯苓、白术、扁豆、山药健脾益气，苍术、陈皮、法半夏燥湿化痰，益母草、泽兰活血利水，香附、郁金行气活血，夏枯草、蒺藜、钩藤平肝清热息风，莪术破血行气。从这个方子看，参苓白术扁豆山药是一个群组，健脾益气，可以看作是一个大的君药，差不多占整个方子用量的一半，可见这个患者是一个虚性为主的病人，而之前的镇肝息风汤和五苓散，都是建立在患者是个实性病人的基础上的，所以一开始辨虚实就辨错了。战略方向错了，一定不会取得胜利。再看李祥舒主任的辨证：因为患者腹痛乏力便溏，所以益气健脾，然后在扶正的基础上，再做化痰、活血、行气、平肝、化瘀的一些工作，就顺理成章。

可是为什么会误把这个患者看成是实性患者了呢？这个问题值得思考。症状和脉象往往不是孤立存在的，要有整体观，把年龄、病程都考虑在里面。中医的整体观不只是天人合一，在诊疗过程中也有体现，辨证论治本身就应该把患者当作一个整体来看，综合分析所有因素，而不应该只侧重于某一症状、某一舌脉特征。如果脉把的不准，舌看得不好，只要有整体观，能综合分析，还是有可能把整体情况把握清楚；如果脉把的不准，舌看得不好，还依赖偏信于脉象舌象，就会出大问题。有些病人的脉象乍一看起来是实，搏动有力，但是重按或者长按就会体会出不足来，感觉到的只是有力的假象，要认真领会指下的差距。

18. 背痛

王某，女，57 岁，1986 年有肺结核病史，胸部 CT 显示左肺上叶后壁粘连。症状表现为背部疼痛。特点是只要躺下就出现明显疼痛，翻身痛苦，但是坐起来或站着不疼。走路多了就很累，疼痛部位在第 3 ~ 8 胸椎之间，针刺痛感，小腿以下发胀。下地刚开始走不稳，踝部疼痛，曾于多处求治，无明显疗效。脉沉细，舌淡暗，苔微腻。

8 月 12 日初诊。李祥舒主任医师详细阅读了患者的病历，包括之前做的各种检查、门诊病历，然后站起身，用手触诊患者背部，问哪里有不适的感觉，是不是感觉热就舒服一些，患者说是。辨证为疼痛，营卫不和，气血瘀滞，经络不畅。治疗用调和营卫，活血化瘀，通络止痛的方法。

  处方：桂枝 6g 酒白芍 10g 川芎 6g 防风 10g

     狗脊 15g 葛根 15g 红花 10g 粗没药 6g

     细辛 3g 全蝎 3g 地龙 15g 鸡血藤 15g

     海风藤 12g 山药 10g 金银藤 30g 生薏苡仁 30g

     7 剂，水煎服，日 1 剂。

8 月 19 日复诊。患者诉背痛减轻，左胁有刺痛，喜按，目干，舌暗。考虑到有气滞，用了复原活血汤，行气活血止痛：

  处方：柴胡 10g 郁金 10g 川楝子 10g 延胡索 10g

     酒白芍 12g 桂枝 6g 川芎 6g 红花 10g

     枳壳 6g 夏枯草 15g 地龙 15g 全蝎 6g

     鸡血藤 15g 狗脊 10g 细辛 3g 生黄芪 15g

     生甘草 6g 醋穿山甲 6g

     7 剂。

8 月 26 日三诊。诸证好转，纳可眠安。后背发沉，目干。

  处方：桂枝 6g 酒白芍 10g 川芎 6g 防风 10g

     狗脊 15g 葛根 15g 红花 10g 醋没药 6g

     细辛 3g 全蝎 3g 地龙 15g 鸡血藤 15g

山药 10g　金银藤 30g　生薏苡仁 30g　百合 10g

石斛 10g　穿山甲 6g　元胡 10g

7 剂。

经过三次治疗，患者的症状就好得差不多了。这个患者的症情实际上是营卫不和，邪气滞留，导致气血周流不畅，气虚血瘀日久。表现为坐起来的时候，气血循环正常，没有疼痛，躺下去之后，背后的经络气血运行不畅，就出现问题。背后的经络是以足太阳膀胱经为主的，所以可以推断患者起病之初是有外感风寒的太阳病，但因自身气血不足，导致无法完全排出邪气，寒气稽留体内，久久不去。李祥舒主任医师以手抚背，患者得热则舒，也说明患者体内有寒邪作祟。故用调和营卫、外散风寒、行气活血、通络止痛的方法就治好了她的病。

患者初诊提到的后背疼痛是主症，刚下地走不稳、足踝部的疼痛、小腿以下发胀都是兼症。兼症随着主症的消减也消除了，可见抓主症的重要性，如果不能够迅速分清主症、兼症，而是被诸多毫无头绪的症状所迷惑，也就无法抓住问题的实质，更谈不上治愈疾病了。

19. 黄褐斑

张某，女，44 岁，主诉面部暗斑 2 年。面颊、前额、下颏散在大小不等的黄色斑块，面色晦暗，皮肤粗糙，神色疲劳，诉近来有明显的脱发，性急易怒，舌紫暗、苔少，舌边有齿痕。脉弦滑。眠安，二便调。有高血压病史，血压 160/90mmHg。

诊断：瘀斑，气滞血瘀，肾阴不足。

处方：生黄芪 10g　太子参 15g　生白术 10　当归尾 12g

　　　炒白芍 10g　川芎 6g　赤芍 10g　红花 5g

　　　三七 2g　白扁豆 15g　白芷 6g　白薇 10g

　　　蒺藜 10g　僵蚕 10g　天麻 20g　首乌藤 30g

　　　枸杞子 10g　酒黄精 15g　酒女贞子 20g　牛膝 10g

7剂。

患者二诊面部的皮色有了明显好转，主要是光泽度增加，不似从前那么暗了，皮损色也变浅，诉一直月经量少，舌淡红少苔。

李祥舒主任医师讲，患者皮肤出现的问题是微循环障碍，也就是气血循环不畅的结果。治疗应抓住益气活血的关键。

处方：生黄芪 10g　太子参 15g　生白术 10g　当归尾 12g

炒白芍 10g　川芎 6g　赤芍 10g　红花 10g

三七 2g　白扁豆 15g　白芷 6g　白薇 10g

蒺藜 10g　僵蚕 10g　天麻 20g　首乌藤 30g

旱莲草 10g　酒黄精 15g　酒女贞子 20g　牛膝 10g

基本上是初诊的方子，但加大了红花的量，以加强活血力度，将枸杞子改为旱莲草，取二至丸养肾阴。

总结：

第一，黄芪的益气作用偏于走表，表在这里就是皮肤。李祥舒主任医师在皮肤患者的用药中，经常使用生黄芪。另外，益气就是增强功能，黄芪能够促进皮损的修复，加速皮肤新陈代谢的进行。虽然在皮损修复环节中各个靶点不是特别清楚（这属于现代药理学范畴），但是益气就是在整体增强这个系统的功能，对于整体代谢功能偏差的人群来说，也是常常有效的。

第二，活血药物的应用。皮肤的暗斑属于瘀血的性质，属于中医所说的"肌肤甲错"的范畴。李祥舒主任医师用了大量的活血药物，如三七、红花、当归尾、川芎、赤芍，这些活血药物能够加速血液的运行，让皮下的微循环更好，皮下微循环改善之后，皮肤的色泽也会随之改变。我们常常看到患者的暗斑变浅变淡，皮损变得轻微，甚至消除。

第三，皮肤病有固定的药物组合。李祥舒主任医师总是用白芷、僵蚕、蒺藜、白薇。这些以白命名的药物是否同气相求，能够让皮肤变得更白呢？其实字面上的文化只是噱头，这几位药物：白芷能够走阳明头面，属于面部治疗的引经药物，僵蚕、蒺藜能够祛风，祛风就是走表，祛风的药物都走表，这是它们的共同特点，走表也算是引经，但主要发挥的是改善表层皮肤循环的作用，白薇清热养阴，能够佐风药的温燥之性。

第四，补肾不是单补阴或阳，而是阴阳同补，但有所侧重。比如这个病，用枸杞子补肾阳，用黄精、女贞子补肾阴，这样阴阳才能够平秘。在补益的过程中，经常出现患者吃了药，感觉上火，或是没有出现补益的效果，这和药物的阴阳搭配有很大关系。一阳多阴的搭配则是比较平稳的，好比易经中的阴爻和阳爻，看来阴阳之间的关系并不是一比一这么简单。

第五，在改善微循环的药物中，要善用虫类药物，这一例用的是僵蚕。当然，全蝎、地龙、穿山甲也都可以。僵蚕是蚕蛾的干燥体，主要用的是外壳，能够起到"以皮走皮"的作用。僵蚕在祛风的同时，还能够散热，这也是比较宝贵的一点，很多皮肤病都是风热郁于肌表，祛风散热是治疗所必需。另外僵蚕能够软坚散结，很多皮损都是坚硬的，很难通过改善微循环来消除，必须有药物可以深入其中，打通络脉，这时候，僵蚕的软坚散结功能就可以发挥作用，这里的软坚散结作用和通络的作用应该是等同的道理。

20. 痤疮

医院的一个护士，26 岁。脸上长了痘，看了两次，虽然也有皮损好转，但是感觉并不是很快，总觉得哪里不对。

患者的痘都长在了脸的两侧，按照六经的理论，是邪在少阳，用小柴胡汤做底方。又因为皮损比较暗，分析有瘀血，又加上活血化瘀的药物，因为皮损局部的皮肤比较硬，又加了点散结的药物：

柴胡 10g　天花粉 10g　黄芩 6g　太子参 30g

赤芍 10g　瓜蒌 10g　丹参 10g　麦冬 10g

皂角刺 6g　白芷 10g　牡丹皮 6g　蒺藜 10g

僵蚕 10g　陈皮 6g　三七 2g　当归 10g

到了李祥舒主任医师那里，第一次就诊，当时患者皮损比较严重，满脸都是，李祥舒主任医师说，第一，益气的药物应该用黄芪，黄芪走表，然后黄芪和薏苡仁搭配特别得好，又活血又解毒。第二，原方中清热解毒的药物量偏少，没有什么清热的药物。第三，对于女孩子，疏肝的药物要照顾到。第四，要用一些走表皮的药物，这个患者的皮肤呼吸不太好，用白鲜皮、浮萍之类的药物可以帮助药物在表浅部位发挥作用。

处方：黄芪 10g　生薏苡仁 30g　丹参 10g　牡丹皮 10g

白茅根 15g　紫草 12g　黄柏 6g　蒲公英 10g

皂角刺 10g　生牡蛎 20g　鱼腥草 15g　蛇蜕 6g

陈皮 6g　元参 20g　白鲜皮 10g　浮萍 10g

7 剂，水煎服。

从这个方子来看，清热解毒的药物用得比较多，另外，李祥舒主任医师看病从气血入手，直截了当，不用六经的花架子，而且用了蛇蜕、浮萍这些走表有针对性托毒的药物，整个方子看起来浑然一体，君臣佐使分明，感觉能使得上劲儿。

后来，又续开了 3 剂。二诊的时候，患者脸上的皮损已经不像开始那么暗了，虽然还是满脸，但是感觉看起来干净多了。色泽变为淡红，痒，摸起来略硬。有的皮损只剩下了影子，感觉还是明显有效的。患者舌面虽然润泽，但是舌苔略少，李祥舒主任医师说患者还是有阴分不足的一面。处方：

生黄芪 10g　太子参 15g　生薏苡仁 15g　黄柏 6g

茵陈 15g　青蒿 10g　紫草 12g　白茅根 15g

金银花 20g　蒲公英 10g　鱼腥草 15　皂角刺 10g

炮山甲 6g　防风 10　蛇蜕 6g　浮萍 10g

元参 20g

7 剂，水煎服。

方中黄柏、青蒿用来清虚热，加上炮山甲加强软坚的力度。元参一方面清热解毒，一方面能够通便，还能够养阴。

二诊加强了清热解毒的药物力度，如金银花、蒲公英、鱼腥草、元参。益气的药物也加强了，在原来黄芪、薏苡仁的基础上用了太子参，气阴兼顾。

从整个的治疗过程来看，都有照顾到清热解毒的这一面。现代人的饮食和生活习惯，造成了体质中普遍有瘀、毒、湿、热的存在，清热解毒、利湿化瘀应该是必须掌握的方法，李祥舒主任医师也说，如果是脾胃不足的人，还应该照顾到和胃，但这位患者没有那种情况，况且方子中的薏苡仁也有和胃的作用。

21. 解㑊

陈某，男，37岁。神疲乏力，腰膝酸软，头晕，失眠，记忆力差，反应不灵敏，食纳可，口干，不欲饮水，大便不成形，有黏滞感，舌淡红，苔薄白，脉沉软无力。

诊断：解㑊，脾肾两虚，气化不利，湿热内蕴。

治法：健脾补肾，清利湿热。

处方：山药 20g　党参 15g　生黄芪 15g　生杜仲 10g

川断 15g　牛膝 20g　独活 10g　秦艽 15g

黄柏 6g　知母 6g　茵陈 15g　肉桂 3g

黄连 3g　苍术 10g　远志 10g　益母草 15g

解㑊病始载于《灵枢·论疾诊尺第七十四》："尺肉弱者，解㑊。"《素问·平人气象论》："尺脉缓涩，谓之解㑊。"解，懈怠；㑊，无力。解㑊即是困倦无力。其临床病象是：精神不振，身体肌肉酸软，肢节懈怠，筋缓乏力，困倦，疲劳，喜卧懒动，头晕等。现代医学名之曰慢性疲劳综合征，有人称之为亚健康状态。化验检查常大致正常，并为很多医师所轻视，嘱其自我调整，但患者感觉非常痛苦，因为中医内科学教材及一般的讲义均很少提及本病，很多中医师常把本病按眩晕、郁证、百合病等论治，很难切中病机。

李祥舒主任医师在临床上很早就认识到解㑊是一种独立疾病，并积累了丰富的经验。本病以脾肾两虚为本，肾为先天之本，肾主骨，藏精生髓，为作强之官，脾为后天之本，主肌肉、四末，脾肾两虚是发生解㑊之根本。又有情志所伤，五志过极，伤及五脏功能，气化不利，血行、气液循行受阻，皮肉筋骨失荣。外感时邪失治误治，邪气留恋不解，聚毒攻伤气血，精津消耗，外犯肌肉，内蚀骨髓，浸于筋膜。饮酒过度，酒毒酷烈，损坏脾胃真气，中焦升降失司，精血、气液不能通达肌肉，引起肌肉筋脉软缓。

治疗本病以健脾补肾为本，同时根据病机采取祛湿清热、疏肝理气、活血化瘀、交通心肾等法以治标，从而达到邪去正安之目的，使患者恢复健康平和之体。任继学教授常以坎离既济煎、益肾养肝饮、七阳散等方论治本病，值得取法。

22. 痴呆

梁某，女，80 岁，家人搀扶来诊，形体瘦，面色暗，诉近年来精神差，反应较慢，饮食少，行动迟缓，口干，轻度头晕，脉弦细无力，舌体软，舌苔略厚。诊断为痴呆，气阴不足为主。

处方：太子参 15g　生黄芪 10g　玉竹 10g　天花粉 10g
　　　法半夏 9g　石菖蒲 6g　郁金 10g　炒枣仁 10g
　　　远志 10g　白芷 6g　佩兰 6g
　　　2 剂，冲服。

二诊诉精神转好，饮食略增多，以活血化痰为法：

处方：丹参 15g　红花 10g　赤芍 6g　益母草 15g
　　　当归 10g　熟地黄 10g　牛膝 10g　山药 15g
　　　地龙 10g　全蝎 3g　法半夏 9g　茯苓 15g
　　　胆南星 3g　石菖蒲 10g　白芷 10g　生甘草 3g
　　　7 剂，冲服。

三诊诉用药后精神好转，脸色晦暗较前好转，反应较前灵敏，脉较前和缓，舌体软。进一步去经络之痰。

处方：石菖蒲 10g　白芷 10g　郁金 10g　远志 10g
　　　丹参 10g　红花 10g　赤芍 10g　益母草 15g
　　　当归 10g　山药 20g　枸杞子 10g　墨旱莲 10g
　　　法半夏 9g　胆南星 3g　生龙齿 20g　生麦芽 15g
　　　7 剂，水冲服。

痴呆的病因病机是因为患者年高，脏腑功能下降，气血不足，导致髓减脑消，痰瘀痹阻，神机失用，患者的表现是以肾精亏虚、气血不足为本，痰瘀痹阻为标。患者为老年女性，80岁，形体瘦，脉弦细无力，走路颤颤巍巍，表现以虚为主，结合舌脉症，是气阴两虚，所以一诊的治疗是治本，益气养阴，兼以化痰。二诊后，患者精神略好，反应渐敏锐，针对痰瘀，以活血化瘀、化痰开窍为主，以补肾养血为辅。

这个病例的治疗特点是：根据患者的病情特点和疾病的不同阶段，应用补虚泻实的药物，适当调整补益药物和攻邪药物的比例。当正虚为主之时，以扶正为主，辅以化痰；当痰瘀邪实表现明显之时，又转换为化痰活血为主的方法，辅以扶正。虽然只有短短的三诊，已然在进退、攻补之间权衡轻重，用药虽然平实，没有重剂、没有奇兵，但是效果明显，患者和家属交口称赞！

平时用药的时候，切忌见到一点疗效，就让患者一直守方服用，不懂随着病机和病情的变化去调整用药的主次，往往有患者在服用的过程中出现不适的症状。李祥舒主任医师也会让患者守方服用，但不会太长的时间，总是在分析患者病情的变化，根据病情来不断调整药物，让病情和药物最大程度上契合。

23. 过敏性鼻炎

张某，女，41岁。首诊以鼻涕黄浊，鼻干痒，涕多为表现，伴以便干、口干、足冷、易汗出。李祥舒主任医师说，浊涕是有郁热的表现，治疗的力度要大，应以五味消毒饮为底方。辨证为肺胃郁热，清窍不利。重用芦根、金银花、蒲公英、败酱草、石膏以清肺胃郁热，薏苡仁、白果仁、黄柏以清热祛湿，防风、蝉蜕、僵蚕以祛风，赤芍、地黄以养血，细辛通窍，瓜蒌和山药化痰和健脾。这里面有用到千金苇茎汤。

处方：金银花 30g　蒲公英 15g　败酱草 30g　芦根 30g

生薏仁 30g　黄柏 6g　白果 6g　生石膏 30g

瓜蒌 30g　生地黄 15g　赤芍 15g　防风 6g

蝉蜕 6g　僵蚕 6g　细辛 3g　山药 15g

二诊患者诉药后第三日鼻涕即变清，喷嚏较多，恶寒以后背为主，不思饮，口干，脉沉细，舌边齿痕明显。辨为肺气虚，用玉屏风散和桂枝汤的底方，重用生黄芪以补气，加上附子、细辛温阳通窍，白芷引经，反佐以芦根清热。

三诊患者诉晚上喷嚏多，口干流涕，鼻腔干燥，发痒，不想饮水，脉沉滑无力。继续用玉屏风散与桂枝汤的合方化裁，但是加上了金银花、鱼腥草以清肺热，蝉蜕以祛风。

四诊患者诉药后症状明显减轻，黄涕减轻，发作次数减少，足背冷，冷则容易发作喷嚏。舌红苔黄。患者的症状以虚寒为主，舌苔却是热象。李祥舒主任医师说，陈病均属寒热错杂，气血不周。这一次，更是放胆用了附子、细辛、桂枝、干姜，茯苓、白术配合形成苓桂术甘汤的温化，金银花、蒲公英、鱼腥草、薏苡仁、芦根来清热，葛根、白芷引经。

五诊患者言鼻炎症情已大好转，改诉他症了。

从这个治疗过程来看，患者本虚标实，实际上是肺脾虚寒的底子，只是在病情严重的阶段，表现为浊涕，所以首诊抓主症果断清肺胃郁热，待虚寒症状水落石出后，再进行温化。患者的寒热错杂症情基本上贯穿了始终，所以用药上寒热并用。对于这例病人，营卫不和的实质是肺脾不和，补脾肺，调和营卫，才能达到标本兼治的效果。

24. 营卫不和

石某，女，68 岁，主因遇冷外阴胀痛半年来诊，平素恶风喜暖，无其他不适。患者无法说明其发病原因，只是强调，如果洗衣服手着凉，就会出现外阴部位的胀痛不适感觉。脉沉细，舌淡红，苔薄白。处方：

生黄芪 20g　山药 10g　牛膝 10g　生杜仲 10g

当归 10g　白芍 10g　桂枝 6g　吴茱萸 3g

甘草 6g　大枣 10g　附子 6g　桑枝 15g

桔梗 10g　小茴香 6g

7 剂，免煎颗粒，水冲服，日 1 剂。

患者营卫不和。营行脉中，卫行脉外，卫气以卫外为主，患者一遇冷就出现症状，说明卫气不利，用桂枝汤调和营卫。患者脉沉细，说明有脾肾不足的因素，用生黄芪、山药以健脾，用牛膝、杜仲以补肾，用当归以养血，用吴茱萸、附子以温通经脉。患者遇冷以手为主，用桑枝以引药入上肢，桔梗引药上行，外阴走行的经脉还是以肝经为主，用小茴香以暖肝行气。

二诊患者诉症状改善明显，补充腰酸痛的症状，守方再加入续断 10g，独活 10g 以对症。

患者疾病比较特殊，提供的症状信息也非常少，就是一个症状。对这个病例的诊治过程还是体现了中医的整体观，将患者的症状包括舌脉联系起来整体考虑，在针对整体辨证的同时，也加入了对于具体部位的针对性的药物，效果明显。

25. 解亦

何某，女，40 岁。诉恶寒，疲劳，不喜冷食，淋雨后身疼痛，经行腰部疼痛，白带稀，色黄，便溏，脉沉无力。舌上有白厚苔，有甲亢病史。

处方：党参 20g　炒白术 10g　茯苓 20g　炙甘草 10g

大枣 10g　桂枝 6g　附子 6g　白芍 15g

细辛 3g　防风 10g　炒麦芽 15g　焦神曲 10g

砂仁 3g　远志 12g

7 剂，水煎服。

7 天后复诊，患者诉身上有劲了，精神状态好转，面色改善，疲劳感大大减轻，恶寒好转，身上有温热感，脉也较前有力。

患者脉有力，也有温热感，故将党参换为太子参，去掉附子，加上黄芩。

处方：太子参 30g　炒白术 10g　茯苓 20g　炙甘草 10g

　　　　大枣 10g　桂枝 6g　白芍 15g　细辛 3g

　　　　防风 10g　炒麦芽 15g　焦六神曲 10g　砂仁 3g

　　　　远志 12g　黄芩 10g

　　　　7 剂，水煎服。

　　之后，患者诉病情基本痊愈。

　　这个处方是四君子汤、桂枝加附子汤加味。李祥舒主任医师临证处方往往不拘于西医病名，而是根据患者的中医症状、脉象来决定。患者有甲亢病史，一直在服药治疗，如果只考虑到甲亢的"热"象，就不会用附子、细辛、桂枝一类的方药。患者恶寒、疲劳、脉象无力，是脾肾阳虚的典型症状，特别是淋雨后身痛，应该是太阳经阳气虚弱的表现，所以用了桂枝加附子汤温通，调和营卫。患者为中年女性，脉象重取无力，脾气不足，用四君子汤健脾。患者形体略胖，舌上有苔，用砂仁、神曲、麦芽来消食和胃。

　　临床上的患者病情，经常是虚实夹杂，这个患者在脾肾阳虚的基础之上，又有食积，这个时候，就不能执其一端，只按照教科书上的典型症状分析，头脑就会简单化，而要全面了解患者病情，根据年龄、症状、舌苔、脉象，整体化分析，虚在哪里，实在哪里，都要分别辨明，一一处理，针对这个患者，在补虚的同时消积，就取得了很好的疗效。

26. 胸痹

　　张某，男，54 岁。2013 年行冠状动脉支架置入术。2018 年开始出现活动后胸闷憋气，休息后可缓解，胸骨后有发冷的感觉，发作时无明显的心悸、汗出，舌淡暗，苔薄白，脉细滑。查体：血压 140/80mmHg，双肺未闻及干湿啰音，心率 80 次 / 分，律齐，腹软，无压痛，双下肢无水肿。查心电图、心肌酶、肝肾功能未见明显异常。

　　中医诊断：胸痹，气虚血瘀，胸阳不振。

　　治法：益气活血，通阳化浊。

　　处方：生黄芪 20g　当归 10g　白芍 10g　川芎 6g

红花 10g　赤芍 10g　水蛭 3g　五味子 10g

丹参 15g　甘松 10g　瓜蒌 10g　桂枝 6g

法半夏 10g　鸡血藤 15g　全蝎 3g　蜈蚣 2g

7 剂，水煎服。

冠心病并非植入支架就可以一劳永逸，还有可能出现术后冠状动脉再狭窄甚至闭塞的可能。西医的常规治疗是应用抗血小板聚集药物、他汀类药物，控制血压、血糖的药物等。中药也能有效缓解冠心病的症状，防治冠状动脉再狭窄。所以，当中西医结合治疗。

《金匮要略》："夫脉当取太过不及，阳微阴弦，即胸痹而痛。"意即上焦阳气不足，下焦阴寒气盛，基本病机为本虚标实。所谓本虚为气血阴阳不足，尤以阳虚为多，心脉失于充养，是本病发生的基础。标实是指瘀血、痰浊、气滞、阴寒等邪气痹阻心脉，是胸痹发生的直接诱因。一般病程短者，多以邪实为主，其病机重点是寒凝、瘀血、气滞、痰浊等病邪痹阻心脉；病程长者，或因寒邪伤阳，或因痰热伤阴，或因气血损伤邪气留恋，其病机重点每多由实转虚，或虚实夹杂。虚则补之，实则通之，损有余之邪，扶不足之正，此为治疗之常。

本例患者病程较久，数年前行手术治疗，心气虚，胸阳不振故见胸闷胸骨后发冷；气为血帅，气虚推动不利，血行停滞为瘀，阻于心脉，发为胸痹。结合舌、脉、症状，证属心气虚血瘀，胸阳不振，治以生黄芪益气，当归、川芎、白芍、红花、赤芍、丹参、鸡血藤养血活血，瓜蒌、桂枝、半夏通阳泄浊，水蛭、全蝎、蜈蚣虫类剔络，破血逐瘀，五味子养心阴，甘松宽胸理气，全方共达益气活血通阳之功，则胸痹可除。

李祥舒主任医师在临床中善于抓标本缓急，急则治标，缓则治本。治本之法以补心气、补心阴、温心阳为主，依患者病情各有侧重；治标之法以活血化瘀、通阳泄浊、宽胸理气为主，依邪实不同随证用药，活血化瘀善用养血活血、虫蚁搜剔之品，通阳泄浊则用瓜蒌薤白剂，宽胸理气善用香药如檀香、降香、甘松之类，随证遣方用药，疗效较好。

27. 眩晕

李某，70 岁，阵发头晕来诊。诉头痛，头中麻木感，颈后部僵硬不适，记忆力差，恶热，说去年 9 月 24 日的方子挺管用的，脉细无力，舌质嫩，淡暗。

诊断：眩晕。

辨证：气虚血瘀，痰热内阻。

患者颈后部不适，应该用葛根，去年 9 月 24 日的方子是五苓散为主的利湿的方子加减。

患者的舌脉是虚象，黄芪加上山药增强益气养阴力度，患者的舌苔较为薄少，要减少利湿药物的使用。颈后部的症状用了葛根，但是通络的力度还是小，加上炮山甲、全蝎，虫类药物通络搜风的力度强，用细辛止痛，化痰加上半夏，郁金和菖蒲是一个对药，菖蒲郁金汤也是一个化痰的方，再加上防风祛风，益母草利湿清热不伤阴。

处方：生黄芪 30g　山药 10g　法半夏 9g　陈皮 6g

茯苓 20g　石菖蒲 10　郁金 10g　瓜蒌 10g

红花 10g　川芎 6g　益母草 30g　炮山甲 6g

全蝎 3g　细辛 3g　防风 10g　葛根 15g

7 剂，颗粒剂，水冲服。

整个方子用黄芪、山药益气，半夏、陈皮、茯苓、菖蒲、郁金、瓜蒌化痰，红花、川芎、益母草活血，穿山甲、全蝎通络，细辛、防风祛风止痛，葛根对症颈部僵硬症状，看上去系统、流畅、各个药物井然有序，法度森严。

28. 前列腺炎

胡某，男，26 岁，患前列腺炎，前列腺肿大，前列腺液白细胞满视野，曾于某三甲医院输消炎药物 1 周，未见明显好转。8 月 9 日就诊。舌苔薄腻，舌边尖红，脉体有力。诊断为淋证，肝胆湿热下注，开了 7 剂汤药，用的是八正散和四逆散加减：

处方：通草 15g　车前草 15g　萹蓄 10g　生大黄 6g

滑石粉 18g　瞿麦 6g　灯心草 10g　柴胡 12g

白芍 10g　枳壳 6　茵陈 20g　太子参 30g

水煎服。

患者的汤药喝了 4 剂，说早起的时候有点肚子疼，大便略溏，便后就没事了。李祥舒主任医师问了问病情，看了看脉象，说：脉越按时间长越有力，有热象。再看看舌苔，还是不厚，但是薄腻，色黄。李院长说，病人前列腺部位有瘀血和毒邪内蕴，开个四妙散加上清热解毒、软坚散结的药物。

处方：苍术 10g　黄柏 10g　川牛膝 10g　生薏苡仁 45g

车前草 15g　炒栀子 10g　败酱草 15g　蒲公英 15g

皂角刺 6g　山慈姑 6g　续断 15g　牡蛎 20g

穿山甲 6g

14 剂，水煎服。

李祥舒主任医师说：药物讲究升降浮沉四性，而前方中的灯心草、瞿麦、滑石等药物本身质量就轻，药效也轻，患者前列腺肿大发炎，这么年轻，脉象有力，应该是个实证。前列腺部位又比较特殊，非常小，各种血脉通路也细小，发炎肿大之后，一定是有瘀热毒邪聚集其中，应该用质重力大、药效较猛的药物才能直达病所，起到作用。而穿山甲这味药虚证、实证都可以用，并且散结、通络的作用甚佳，再加上牡蛎、皂角刺、山慈姑共同软坚散结，四妙散清湿热，栀子、蒲公英、败酱草清热解毒，力量才可以了。

原来的方子还是病重药轻啊，药物作用力轻浅，不达病所，犹如隔靴抓痒，不能起到作用。

那这样的患者用不用补气的药物呢？李祥舒主任医师说，患者年轻，前列腺肿大发炎，脉象有力，宜清不宜补，不能用参类药物，方子中有薏苡仁，薏苡仁这个药物本身就有健脾的作用，还可以清热解毒除湿，药效比较缓和，药物即便使用到 45g，也不会偏补。

29. 奔豚

黄某，男，43 岁，初诊于 1981 年 11 月 30 日。三个月前因劳动汗出受风后，即感身痛心悸，经服感冒清热冲剂，身痛缓解，但心悸日益加重，气短乏力、多汗，以致不能劳动。内科诊为冠状动脉供血不全，按冠心病常规服药半月，效果不显。又经中医诊治，服用益气养血补心健脾药二十余剂，仍不效。转来试治。观面色㿠白，精神不振。察询病情，发作之前，自觉有一股凉气从少腹上冲至胸，随之心悸不休、坐卧不安，需手按心胸部始舒，喜暖恶寒，口不渴，脉象沉细小数而无力。舌淡红，苔薄白而润滑。此脉证与《伤寒论》"发汗过多，其人叉手自冒心，心下悸，欲得按者，桂枝甘草汤主之。"（64 条）"发汗后，其人脐下悸者，欲作奔豚，茯苓桂枝甘草大枣汤主之"（65 条）相符。故诊为心阳不足水气上乘证。拟温通心阳，化气行水法。

处方：茯苓 24g　桂枝 12g　炙甘草 6g　大枣 15 枚。

嘱一剂三煎，日三服。服药二剂症大减，继服二剂，病即痊愈。

按：汗为心之液，患者初病因汗出过多而当风，心阳已经受损，加之误治，心阳越虚，空虚无主，故以手按心胸欲求自安。心阳虚，故心悸，心火不能下益于肾，水寒之气不得蒸化，则复有上逆之势，故有凉气从少腹上冲心胸之感，投苓桂枣甘汤，使心阳通，水饮得化，则诸证随之而愈。

五、论文选编

我们搞科研的体会

我院是一座北京远郊县中医医疗、教学、科研、防病机构，始建于 1985年 6 月，设病床 50 张，临床科室 24 个，专科专病门诊 16 个。6 年来收治病人 3000 余例次，日均门诊 480 余人次。参加部级科研课题 4 项，已完成 3 项，分享成果奖 3 项；承担县级科研课题 6 项，完成 4 项，获奖 3 项；参加全国性学术会议 12 次，大会交流论文 6 篇，省市级以上刊物公开发表论文 10 余篇。目前我院学术气氛比较活跃，社会效益和经济效益均较满意，主要的原因之一是我们积极抓好科研工作，促进了人才的成长，促进了中医事业的发展，我们的体会是：

1. 增强了科研意识，培养和锻炼了科研队伍

1985 年初建院时从基层卫生院调入部分医护人员，为了尽快适应县级中医院医疗、教学、科研、防病工作的需要，必须想办法提高医护人员的素质。因此，当时确立了以科研促人才培养，以科研带动医疗、护理、教学工作的方针。1985 年成立了科研小组，先后请市级以上医疗、教学、科研单位的专家、教授给我们讲科研的科普知识，组织小组成员参观市级以上科技成

果，参加专家论证会，听研究生论文答辩，组织小组成员讨论，明确科研概念、目的、意义，培养了科研意识。1985 年 9 月试写县级科研开题报告两次，一为《自拟排石汤治疗泌尿道结石的临床效果观察》，一为《加味白术汤治疗婴幼儿秋季腹泻的疗效观察》，在开题前先借来"样本"组织学习，搞懂开题的程序，然后分头查阅文献、资料，终于我们自己设计完成了两个开题报告，又向县科委签了科研合同书，现在看来当时的开题报告很不完善，但我们非常高兴，毕竟大家付出了辛苦，而且学到了新的知识，提高了自己的能力。1986 年参加了"全国中风病学组"，1987 年参加了"科研协作组"，并参加了《中风病诊断、疗效评定标准的临床研究》和《清开灵注射液治疗中风病临床与实验研究》两个科研课题的临床观察，要书写科研大病历，填写科研表格，撰写科研总结。通过县级科研课题的自我设计、自我开题和参加部级科研课题的临床观察，培养了同志们规范化、标准化的素质，增强了科研意识，锻炼了科研队伍。

2. 科研促进了医疗水平的提高

科研能锻炼和培养临床医生的基本功，能促进医疗水平的提高。几年来我们以科研小组为核心，发动各科室的积极性，确立科研内容，分头承担科研项目，参加科研的同志积极复习文献、查阅资料，从选择病例、设计填写表格到总结，均亲自动手，在院内形成一种练兵运动。同志们说"科研能增长我们的知识，锻炼我们的实际工作能力"。因此，从医生到护士，从领导到群众都积极热情参加科研，既扩大了科研的透明度，又培养了人才。各项科研项目完成较好，受到了科研协作组组长单位的表扬。目前，我院的临床医生不但能熟练地运用中西医两种方法诊治常见病、多发病，而且提高了骨干队伍诊治疑、难、危、急、重症的能力。6 年来收治疑、难、危、急、重症病人 300 余例次，各项指标均达市县级的质控要求，明确了外院误诊误治病例 25 个，收治了河南、河北、四川、黑龙江、吉林等省来我院住院病人 30 余例。七日确诊率、出入院诊断符合率、治愈好转率、危急重症挽救成功率、病历书写优良率、床位周转率等各项指标，在市县级检查时均在前列。

3. 科研促进了护理质量的提高

护理工作是医院的重要工作之一，护理水平的高低直接反映医院的医疗质量。我们用科研带动护理工作，使护理工作质量逐年有所提高。具体做法是：首先在护理队伍中普及和提高中医基础知识。1986 年初采取送出去进修和自办西学中班的方法达到了此目的。为了巩固所学知识，提高中医护理工作的水平，1987 年 10 月立项了县级护理科研题目。在开题前组织护理人员充分讨论护理工作的重点和难点，根据重点和难点的内容立题。经过讨论，大家认为，中风病人占住院总人数的 40%，中风病急性期需要护理的环节很多，而且是提高治愈好转率，降低致残率和死亡率的重要环节之一，于是立项了"中风病急症中医护理效果观察"的课题。从目的、方案、选例标准、效果评定标准、科研病历书写格式及内容、科研观察表格设计、护理手法、用药的选择、剂型等均经大家议定，重点是神志、舌象、呼吸、二便、脉搏、皮肤、二阴。如此护理人员不但明确了科研的目的，而且熟悉了科研项目的各个环节的具体要求。刚开始也非常困难，难于辨证分析，难于确立施护原则。便采取边学边讲课的方法，逐渐能熟练运用中医术语描述记录临床症状和体征，能找出不同病例的重点施护内容，能较好地书写完整的科研观察病案，保质保量地完成了科研任务，获 1989 年怀柔科技进步二等奖。大家一致认为科研虽然艰苦，但能提高我们的理论水平，培养我们喜欢读书和善于读书的好习惯，能提高护理水平。几年来，我院的护理工作在市、县级多次检查中名列前茅。

4. 科研提高了教学质量

临床教学工作是一项十分艰苦、细致、烦琐的工作，要搞好这项工作也是件不容易的事。我院承担北京中医学院本科生的阶段实习、高教自学考试的临床实习及通县卫生学校中医中专班的毕业实习，各个层次不同，要求代教内容和水平亦不同，为了适应多层次教学大纲的需要，我们制定了相应的教学计划，并将院内开展的科研项目内容列入其中，要求同学们围绕科研课题中心，提出 1 ~ 2 个问题，解决 1 ~ 2 个问题，引导同学们善于思考、勇于探索和勇敢提出问题，提高解决问题的能力。例如：据你所掌握和了解的内容，对中风病的诊断、治疗、康复、预防等有什么新的见解？让同学们试写科研病历，同学们围绕这个问题展开了讨论，激发了同学们的学习热情，弥补了课堂教学之不足。

5.科研促进了同志间的团结协作

1949 年后在党的中医政策的指导下，中医有了自己的教育、医疗阵地。使祖国医学得以发扬光大。但从旧社会遗留下来的非正规医院的非正规的医疗作风，对中医自身正规化的建设是个阻力，不便于更好地发挥集体的力量和智慧。我们体会搞科研是同志间团结协作的纽带，同志间为了一个共同的目的、共同的原则，实施共同的方案，达到共同的目标，必须同心协力，一丝不苟，既促进团结，又互相制约。由于同志间的团结协作保质保量完成各项科研项目，由于搞科研促进了同志间、科室间的团结协作，促使我院形成了一个团结、进取、战斗的集体。

（编者按：本文发表于《北京中医杂志》1992 年第 5 期）

乌鸡白凤丸治疗中风病后痴呆 52 例近期疗效观察

我院自 1986—1990 年，应用北京同仁堂药厂生产的乌鸡白凤丸治疗中风病后痴呆 52 例，对其服药前后的症状、体征进行了比较，其疗效较满意，现将治疗情况总结如下：

（一）选例标准

有中风病史一次以上，头颅 CT 扫描提示脑有器质性损害，症状与体征采取定量计分法，即选例基础分在 13 分以下。具体计分方法是：

1. 精神与心理学症状

共定十项指标，每项正常为 1 分，每缺一项减 1 分，包括定向力、计算力、记忆力、语言表达力、理解力、综合分析能力、抽象思维力、模仿力、辨别力（动作准确率）等。

2. 神经症状与体征

共定十项指标，每项 1 分，每出现一项减 1 分，包括动作迟缓、傻哭傻笑、失读失用失认、括约肌功能障碍、不知饥饱、掌颌反射、吸吮反射、强握反射、下颌反射、口舌自动症等原始反射。患者症状以精神症状中的智能减损为特征，神经症状以弥散侵及各个部位缺乏典型的局灶表现为特征。本组根据症状与体征采用定量计分的方法，照顾了两个方面的特征，总的原则是基础分越高，智能减退越轻，反之则重。

（二）临床资料

1. 一般资料

52 例中，男 34 例，女 18 例，发病年龄 40～49 岁 8 例，50～59 岁 12 例，60～69 岁 13 例，70 岁以上 19 例，年龄最大 78 岁，最小 42 岁，平均 61.8 岁。就诊时间，6 个月以内者 21 例，12 个月以内者 18 例，一年以上者 13 例。既诊为脑血栓形成者 45 例，脑出血者 7 例；头颅 CT 示：脑梗死灶 17 例，多发性脑梗死 9 例，腔腺灶 5 例，脑梗死伴脑萎缩 11 例，额叶梗死伴软化灶 5 例，右大脑中动脉陈旧性梗死继发出血 1 例，脑出血 4 例。既往有高血压病史者 39 例，血压偏低者 4 例，高脂血症者 21 例，冠心病史者 16 例，糖尿病史者 29 例。本组选例基础分最低 6 分，最高 13 分，平均 8 分。

2. 主要证候特点

证候	例数	%
肝脾肾不足，髓海空虚	16	30.77
心脾两虚，神魂颠倒	11	21.16
气虚血瘀，痰瘀阻窍	9	17.30
痰湿蒙塞心神	13	25.0
肝阳上亢，痰热内蕴	3	5.77

（三）治疗方法

一般无特殊兼症，单纯服用乌鸡白凤九，每日 3 次，每次 1 丸，空腹温开水送服，六个月为一疗程。治疗期间，每月复查一次症状与体征，疗程结束时评定疗效。若兼症明显，适当对症治疗。如血压高于 165/100mmHg 时，配合服心痛定 10mg，每日 2 ~ 3 次，待血压降到 150/90mmHg 以下时停服降压药。糖尿病患者根据病情轻重，配以适当的降糖西药。冠心病患者加服冠心苏合丸、消心痛，剂量视病情而定。兼症缓解或消失后减服或停服兼症用药。在治疗期间若出现急症、重症，以治疗急、重症为主，停止治疗观察。待急、重症好转后，根据病情，仍符合选例条件的继续治疗。

（四）疗效评定标准及结果

1.标准

积分增加 3 分以上（含 3 分）为无效，积分增加 4 ~ 6 分为有效，积分增加 7 ~ 9 分为显著有效，积分增加 10 分以上为基本康复。

2.治疗结果

52 例中，基本康复者 3 例，占 5.77%，显效 16 例，占 30.77%，有效 25 例，占 48.08%，无效 8 例，占 15.38%，总有效率为 84.6%，显效率 36.54%。

3.病程与疗效的关系

时间	例数	基本康复	显效	有效	无效	有效率 %
六个月以内	21	3	7	10	1	95.24
一年以内	18	0	7	8	3	83.33
一年以上	13	0	2	7	4	69.23

（五）病案举例

王某，男，64 岁，干部，初诊时间 1988 年 10 月 24 日。

患者于 1988 年 6 月因患中风病住院一个月，出院后生活半自理。但出院后两月余，家人发现其渐出现神情异常。反应问题不如之前灵敏，表情呆滞，不该笑则笑，不该悲伤则哭，渐至外出不认家门。误以衣为裤，以裤当衣。于 1988 年 10 月 24 日来门诊就医。观其表情呆板，动作迟缓，查其计算力、定向力、记忆力、理解力缺如，且失读失用失认，强哭强笑，双掌颌反射、强握反射、下颌反射均阳性。选例基础分为 8 分。右上肢肌力三级，肌张力增加，跟膝腱反射亢进，右巴氏征阳性，舌质暗淡，体偏胖，舌边齿痕，舌下系带暗，苔中根部白稍厚，脉沉弦尺弱。测血压 28/16kPa（210/120mmHg），心率 78 次 / 分，律齐。脑电图示：广泛中度异常。心电图示：冠状动脉慢性供血不足。头颅 CT 示：①右大脑中动脉梗死灶，②脑萎缩。据症状体征诊为中风病后痴呆。辨证为肝脾肾俱亏，瘀血阻脑络，脑髓亏虚。法以补益脾肾，益肝，填精补髓，活血化瘀通窍。投以乌鸡白凤丸 1 丸，每日 3 次，温开水空腹时送服。同时，服用心痛定 10mg，每日 3 次，服药 2 周，血压降至 22/12kpa（165/90mmHg）。改心痛定 10mg，每日 1 次，以维持血压平稳。服药一个月后，患者强哭强笑消失，出外可自认家门。服药六个月后，各分增加 9 分，生活又能自理。随访两年病情平稳。

（六）讨论

乌鸡白凤丸的配方来源于《寿世保元》，是妇科良方。主要成分有人参、当归、牡蛎、熟地黄、鹿角胶、银柴胡、香附、乌鸡骨等 19 味药物。方中乌鸡骨性味甘平，主阴虚发热，虚劳赢弱；鹿角胶性味甘咸，善助阴中之阳；人参、黄芪、山药性味甘温而平，重在益气健脾；当归、白芍、熟地黄、川芎补血养血活血；麦冬、生地、制鳖甲、银柴胡、丹参性味甘咸寒，有滋阴退热、凉血散瘀、清心除烦之效；鹿角霜、桑螵蛸、煅牡蛎、芡实米等性味咸温甘平，既能宁神定志，又能收敛；在大补气血、填精益髓诸药中，又配以香附，既能舒肝气，又能理血中之气，以防补之过急，而致气滞阴凝之弊。该方阴中求阳，阳中求阴，大补气血，填精补髓，补而不滞，温而不燥。中风病后用该药，以冀脑髓得充，化源得滋，可使元神之府——脑髓得以充养，使脑气与脏腑之气相顺接，则灵机可复，移用本方治中风病后痴呆之意。

根据临床疗效说明，乌鸡白凤丸治疗中风病后痴呆的近期效果较为满意。《景岳全书·杂证谟》说："痴呆症凡平素无痰而或以郁结，或以不遂，或以思虑……此其逆气在心，或肝胆二经……此证有可愈者，有不可愈者，亦在乎胃气元气强弱，待时而变，非可急也。"痴呆是可治愈，更是可治疗，这点为现代的医家所公认，如赵氏、孟氏等。本组从发病时间与疗效的关系看，病程短者疗效较病程长者好；从辨证的治疗效果分析，虚证较实证疗效好。从而提示我们，治疗中风病后痴呆，宜早不宜迟，治疗以实证为主的证候时，则还应以祛邪为主。

随着我国人口老龄化的发展，老年病必然逐年增加，中风病后痴呆的治疗也一定会成为医药卫生工作者的重要课题，对此治疗方法还应积极进行探索。

（编者按：本文发表于《北京中医杂志》1993 年第 6 期）

中风预防片治疗中风先兆证 113 例近期疗效观察

我院自 1987 年 10 月至 1989 年 6 月，应用陕西中医学院研制的中风预防片，治疗中风先兆证 113 例，对服药前后症状进行了比较，同时对服药后半年内的疗效进行了随访，现将近期疗效报道如下：

（一）一般资料

本组 113 例中男 71 例，女 42 例。20 ~ 40 岁 15 例，41 ~ 50 岁 19 例，51 ~ 60 岁 40 例，61 ~ 70 岁 17 例，71 岁以上者 22 例。既往患高血压者 77 例，患冠心病者 41 例，患糖尿病者 17 例，患高血脂者 13 例，有中风病家族史者 19 例，大便秘结者 38 例。先兆症状表现为半身麻木者 38 例，手足指（趾）麻木者 11 例，头晕目眩目视昏蒙者 5 例，手足指（趾）抽动者 6 例，口角流涎语音謇涩者 15 例，走路不稳脚下无根者 12 例，突发神情呆滞者 8 例，一侧上下肢无力者 4 例，颈项僵硬者 8 例，脑胀耳鸣者 3 例，其他 3 例。先兆症状的出现以突发为主，其中安静状态下出现者 89 例，活动中出现者 16 例，症状出现状态不清者 8 例。

（二）选择病例标准

1. 中医诊断标准

主症：有明显的反复发作性的半身麻木、无力、手足（趾）麻木、抽动、语言謇涩、口流涎、头晕、目眩、目视昏蒙、神情呆滞、头胀脑鸣、耳鸣、舌质暗、暗红、暗淡，舌下脉络瘀滞。

兼症：头昏脑涨、倦怠嗜卧、急躁易怒、心烦不安、胸闷、气短、痰多等症。

2. 血液流变学检测

血液流变学各项指标提示异常，微电脑中风预测仪预报结果为"危险"或"警告"信号。

3. 除颈腰椎骨性关节病、末稍神经炎、周围神经疾患、耳源性眩晕、眼源性视力障碍、神经性听力障碍、癔病性反应症等

具备中医诊断标准中主症 2 个以上，兼症 1 ~ 2 个，微电脑中风预测报告阳性（危险或警告）者，即为中风先兆证的诊断。

（三）治疗方法

一般无特殊兼症表现，单纯服用中风预防片，0.4g/ 片，每次 6 片，每日三次。兼有肝阳上亢者，以菊花 15g，桑叶 10g，钩藤 10g，泡水代茶饮，每日 1 剂。兼症消失后停服汤剂。阴虚风动者，以女贞子 10g，枸杞子 10g，麦冬 10g，钩藤 10g，煎水送服中风预防片，每日 1 剂。舌红转淡红、少苔转薄白苔停服。风火痰上扰清窍者，加服竹叶、远志、菖蒲、麦冬各 10g，煎水送服中风预防片。待痰火清、肝风平息停服。痰湿偏胜者，以茯苓 15g，半夏 10g，生薏苡仁 15g，煎水送服中风预防片，待舌苔转薄白停服。一个疗程 60 天，每 30 天复查临床症状及血液流变学指标一次，60 天结束，结束时初步评定疗效，随访六个月后，确立疗效。

在治疗观察期间一般停服其他有关活血化瘀、扩张血管的中西药物。血压在 160 ~ 170/90mmHg ~ 110mmHg（21.3 ~ 22.7/12kPa ~ 14.7kPa）之间不配西药降压药，若超 170/110mmHg（22.7/14.7kPa），以心痛定 10mg，每次一片，每日三次。待血压降至 170/90mmHg ~ 98mmHg（22.7/12kPa ~ 13kPa）以下，停服心痛定。观察治疗期间，若出现内科、外科急、重症，以治疗急、重症为主，停服中风预防片。

（四）观察指标

1. 临床指标

根据病情的轻重程度，将症状定为四级：+++：临床症状明显，已不能参加正常工作，需休养；++：临床症状较明显，但能坚持半日工作；+：临床症状较轻，没有影响劳动能力，能坚持正常工作；-：症状消失、恢复常态（正常状态）。

2. 实验室指标

（1）仪器：上海医科大学研制的"中风预测仪"。

（2）操作方法：全血比黏度、血浆比黏度：采用玻璃管黏度计（同生理盐水比值），实验室操作在25℃恒温水槽中进行；红细胞电泳：采用微量方形毛细管电泳法；纤维蛋白原，以血浆黏度减去血清黏度；血沉和红细胞压积，用WINROBE管法，在25℃恒温水槽中进行。

（3）血糖、血脂三项（胆固醇、β脂蛋白和甘油三酯）在本院检验科内进行。

（五）综合疗效评定标准

疗效评定，以临床症状改善为主要依据，参考血液流变学的各项检测指标。

完全恢复：临床症状全部消失，随访半年期间没有先兆症状出现，微电脑预测报告由"危险"或"警告"转为"安全"信号。

基本恢复：临床症状基本消失，随访半年期间，时有先兆症状出现，但症状较服药前明显减轻，微电脑预测报告由"危险"或"警告"转为"警告"或"安全"信号。

无变化：治疗前后，临床症状没有变化，微电脑预测报告无改变。

加重：治疗后不但症状没变化，而且加重，但未发至中风病，微电脑预测报告无变化或由"警告"转为"危险"信号。

（六）治疗结果

为了探求怀柔地区的正常值，应用上海医科大学的操作方法和仪器，检测了怀柔地区健康男、女（40～60岁）各100人，其结果如下：

表1 怀柔地区血液流变学标准值（均值±标准差）

		男	女
		45.81±4.013	40.50±5.015
全血比黏度	低切	8.28±3.18	6.66±4.38
	高切	5.51±1.28	4.92±1.8l
还原黏度		15.99±5.26	13.39±6.61
血浆比黏度		1.69±0.22	1.60±0.26
红细胞电泳		18.89±2.99	17.95±3.06
纤维蛋白原		0.15±0.09	0.13±0.09
血沉		15.27±7.63	16.40±9.02

表2 服药前后血液流变数值比较

		治疗前均值±标准差		治疗后均值±标准差		p值	
		男	女	男	女	男	女
红细胞压积		51.10±6.89	45.0±5.03	48.05±7.25	42.25±4.15	<0.01	<0.01
全血比黏度	低切	10.82±5.15	8.97±12.86	9.59±3.28	6.85±1.11	<0.01	<0.01
	高切	7.07±2.43	5.48±4.4	5.41±2.35	5.18±3.16	<0.01	<0.01
血浆比黏度		1.91±0.28	1.84±0.36	1.79±0.11	1.77±0.12	<0.01	<0.01
还原黏度		19.85±4.01	19.23±6.12	17.67±3.53	15.35±5.37	<0.01	<0.01
红细胞电泳		19.83±3.02	18.67±3.32	17.16±2.04	16.02±2.26	<0.01	<0.01
纤维蛋白原		0.21±0.22	0.19±0.18	0.17±0.09	0.15±0.08	<0.05	<0.01
血沉		17.94±15.01	29.38±17.00	17.51±13.43	21.76±13.24	<0.05	<0.05

表3 治疗前后电脑预测结果

	治疗前		治疗后			转愈率%
	危险	警告	危险	警告	正常（安全）	
例数	74	35	3	21	89	78.76%

表4　治疗效果统计

	完全恢复	基本恢复	好转	无效	加重	有效率%
例数	68	36	0	9	0	92.12

表5　服药前后血压的变化

血压	例数	治疗前	治疗后	p 值
收缩压	77	23.7 ± 2.3	18.7 ± 2.5	<0.01
舒张压	77	13.7 ± 1.3	12.0 ± 1.1	<0.01

表6　服药前后血脂、血糖的变化

		例数	治疗前	治疗后	p 值
高血糖		17	178.15 ± 61.39	134.48 ± 69.08	<0.01
血脂偏高	胆固醇	13	218.36 ± 62.60	195.43 ± 41.07	<0.01
	甘油三脂	13	199.70 ± 67.27	152.11 ± 71.53	<0.01
	β 脂蛋白	13	701.08 ± 61.12	500.02 ± 41.91	<0.01

（七）病案举例

张某，男，57岁，干部，就诊日期1988年7月2日。

患者于1988年6月24日突发右下肢麻木、发沉，移时麻木、发沉感又消失了，自以为受了凉，未予重视，次日下午又类似发作一次，持续约2小时左右，自服一袋"散风活络丸"，症状又消失。如此，时好时作6天。至30日右下肢麻木、发笨加重，走路自感吃力，且右上肢亦发沉、无力，自感舌体不太灵活。门诊查体：右下肢轻瘫试验弱阳性，其余项试验均呈阴性、舌质暗红，舌苔中根淡黄腻，舌下脉络瘀滞色暗，脉弦略滑。门诊以中风先兆证，收入院观察治疗。入院查血液流变学，结果为：红细胞压积51；全血比黏度：低切13.36，高切8.05；还原黏度24.23，血浆比黏度1.90；红细胞电泳 18.45；纤维蛋白原 0.19；血沉 23；空腹血糖 133mg/dL（7.4mmol/L）；微电脑预测报告"警告"信号。中医诊断：中风先兆证，西医诊断 TIA（短暂性脑缺血发作），辨证为痰瘀互阻，脉络不畅。治则化痰行瘀，通经络。投中风预防片，每次 6 片，每日三次，同时以生薏苡仁 15g，法半夏 10g，黄芩 10g，煎水送服中风预防片。服汤剂于第七天，舌苔转薄白，停服汤剂，单纯服用中风预防片，第十天，麻木减轻，发笨感消失，舌体灵活，服药至第 21 天，一切症状、体征全部消失；第 30 天血液流变学检测结果为：红细胞压积 46；全血比黏度：低切 9.36；高切 6.34；还原黏度 17.41，血浆比黏度 1.72，红细胞电泳 20.1；纤维蛋白原 0.13；血沉 12；空腹血糖 97mg/dL（5.3mmol/L），血脂无变化；微电脑预测报告"安全"信号。为巩固疗效，单纯继服中风预防片 30 天。至 60 天又复查一次，结果和第二次基本相同，随访半年无复发，现已正常参加工作。

（八）体会

1. 方义分析

药物组成：丹参、赤芍、川芎、水蛭、决明子、生山楂。

方义：丹参苦微寒，归心、心包、肝经，活血祛瘀，养血安神，通行血脉，凉血消痈。其性偏凉，对血热瘀滞者较适宜，同时又能安神定志。赤芍苦而微寒，归肝经，清热凉血，祛瘀止痛，又能泻肝火。川芎辛温，归肝、胆、心包经，辛香行散，温通血脉，既能活血行瘀以通经，又能行气开郁，通达气血。水蛭咸苦、性平，有小毒，归肝、大肠经，破血逐瘀，善散瘀滞。决明子味甘、苦咸、性微寒，归肝、肾经，既能清肝明目、平肝阳清肝热，又能润肠通便。生山楂酸甘而微温，消食化积，入血分，活血散瘀。丹参、赤芍伍用，活血化瘀而不伤正，伍以川芎，不但能活血行瘀，又能辛香通达气血，使气行血瘀散；少佐水蛭入血分，以搜除血分陈旧之瘀滞，如是一气一血，相辅相成，增强了丹参、赤芍、川芎的行瘀之功。决明子润肠通腑可泻浊，平肝潜阳又清肝热。与上药伍用，瘀、热共清则浊气下行。生山楂助决明子以泻腑中浊气，消积除痰，同时又入血分以行血瘀，六味药物不寒、不热、不温、不燥，共奏活血化瘀，行气化瘀，平肝清热，通腑泻浊之功效。

2. 近期疗效分析

从以上的临床观察治疗中风先兆证 113 例结果说明：中风预防片治疗中风先兆证的近期疗效明显，尤其对缓解临床症状更为显著；同时对红细胞压积、全血黏度、血浆黏度、红细胞电泳、空腹血糖、血脂等项实验室指标的降低作用亦较明显，对血压偏高者，显示了一定的降血压作用，大便秘结者，润肠通便效果较满意。临床观察对冠心病、心绞痛症状的缓解亦出现一定的效果。从辨证治疗的效果分析，对肝阳上亢证、气虚血瘀证、痰瘀互阻证、风痰上扰证的疗效明显，更突出于肝阳上亢证和气虚血瘀证，痰瘀互阻证次之。而阴虚风动证的效果远不如前四种，寒湿痹阻则无疗效。从而进一步证明中风预防片的组方原则是以活血化瘀、行气化滞、通腑泻浊为主，养阴效果差，通脉温经疗效更差，当然仅凭一例也不足以说明问题。

3. 关于血液流变学检测指标在中风先兆证诊断中地位

目前对于血液流变异常与缺血性脑血管病的因果关系尚在研究、探讨、争鸣之中，大多数学者认为血液流变学的各项指标异常，是发作性、缺血性中风的危险因素之一。也有学者持不同意见，指出血液流变学指标在脑梗死的发病机制中，研究预报、诊断和疗效观察上的价值不能估计过高。也有学者认为红细胞压积和全血黏度增高不是中风的主要原因，而血浆黏度和血沉升高，对高血压动脉硬化的病人应警惕中风发病的可能。还有学者认为，脑血栓形成的机理较为繁杂，目前认为主要原因是在动脉硬化的基础上，血管壁损害促使血小板集聚而致血栓形成。Apitz 断言"没有血管壁的损害就没有血栓"。

我认为血液流变学的异常，只能作为中风先兆证的主要参考条件之一，而不能作为必要条件，因其没有特异性。

（编者按：本文发表于《北京中医》1990 年第 3 期）

李祥舒主任医师应用加味苓桂术甘汤治疗良性发作性位置性眩晕的疗效观察

【摘要】目的　探讨加味苓桂术甘汤治疗良性发作性位置性眩晕（BPPV）的效果。

方法　30 例良性发作性位置性眩晕患者，证属痰浊中阻型，按照随机数表法分为中药组（n=15）和西药组（n=15）。西药组患者手法复位前后，给予甲磺酸倍他司汀口服；中药组患者手法复位前后，给予加味苓桂术甘汤口服。评定临床治疗疗效，并随访一年，观察疗效及复发次数。

结果　中药组临床总有效率 100%，显著高于西药组 72.50%（$P < 0.05$）。中药组复发率 0%，显著优于西药组 26.67%（$P < 0.05$）。

结论　加味苓桂术甘汤对于治疗中医证属痰浊中阻之良性发作性位置性眩晕疗效确切，并且减少复发。

【关键词】眩晕；痰浊；中阻；加味苓桂术甘汤

眩晕是神经内科的常见疾病，主要分为周围性眩晕及中枢性眩晕。良性发作性位置性眩晕（BPPV）是一种常见的内耳机械性疾患，属于周围性眩晕，占所有眩晕症的 20%，也是约半数耳源性眩晕症的原因[1, 2]。随着 BPPV 病因和病理生理机制的明确，眼震电图以及手法复位的普及，其治疗及诊断水平有了很大提高。但多数患者复位后仍有头部昏沉感，且症状常在

1年内复发。此病虽为耳科疾病，但于我院均在神经内科就诊。现将2015—2016年我科门诊诊治的30例患者作为研究对象，探究苓桂术甘汤对于BPPV患者复位成功率、复位后头部昏沉感，以及复发率的影响。

1. 资料与方法

1.1　纳入标准　年龄18～80岁；

1.1.1　西医诊断标准：BPPV诊断符合中华医学会耳鼻咽喉科分会2006年发布的"良性阵发性位置性眩晕的诊断依据和疗效评估"[3]。定义为头部运动到某一特定位置时诱发的短暂的眩晕，是一种具有自限性的周围性前庭疾病。既可为原发性，也可为继发性。具体临床症状为：①头部运动到某一特定位置出现短暂眩晕的病史。②眼震电图检查Dix Hallpike试验可见垂直扭转性眼震或Roll-Test试验可见水平向地性或离地性眼震。管结石症眼震持续时间＜1分钟，嵴帽结石症≥1分钟，且具有短潜伏期（＜30秒）和疲劳性。③对患者进行常规的耳科、神经学等相关检查，头颅CT及颈椎片等，以排除其他病因引起的眩晕。

1.1.2　中医诊断标准：参照中华中医药学会发布的《中医内科常见病诊疗指南——中医病证部分》（2008年）及《中医内科学》（陈湘君主编，第一版，上海科学技术出版社，2004年）。具体临床症状为：①头晕、眼花，轻则闭目即止，重者如坐舟船，旋转不定，不能站立，甚则突然昏倒。②可伴恶心、呕吐、汗出、面色苍白、耳鸣耳聋等。③起病较急，常反复发作，或渐进加重。④伴随症状可有头重如蒙，胸闷恶心，食少多痰等，舌质淡胖，或边有齿痕，苔白腻，脉滑。

1.2　排除标准：①严重颈椎病及腰椎病不能耐受检查者。②中枢性疾病引起眩晕者：后循环脑梗死、颅内占位、基底动脉扩张延长综合征等。③严重心肺疾病造成心肺功能不全者：Ⅱ型呼吸衰竭、心功能Ⅳ级等。④听力障碍及精神障碍者：影响对话交流。⑤眼科疾病影响观察眼震方向者等。

1.3　一般资料选取

2015—2016 年我科门诊诊治的 30 例证属痰浊中阻型 BPPV 患者。按照随机数表法分为中药组（n=15）和西药组（n=15）。中药组男 5 例，女 10 例，年龄 18 ~ 77（40.90±7.34）岁，其中合并高血压 5 例、糖尿病 4 例、冠心病 5 例；西药组男 4 例，女 11 例，年龄 18 ~ 80（42.12±8.84）岁，其中合并高血压 6 例、糖尿病 4 例、冠心病 3 例；两组性别、年龄等基线资料比较无统计学意义（$P > 0.05$），具备可比性。

1.4　治疗方法

两组均给以手法复位，前、后半规管予采用改良 Epley 手法，水平半规管采用 Barbecue 手法。西药组患者给予药物甲磺酸倍他司汀片（国药准字H20040130，卫才药业有限公司）6mg，每日三次，饭后口服，手法复位后口服 2 周。中药组患者给予加味苓桂术甘汤治疗，处方：茯苓 30g，桂枝 15g，生白术 10g，泽泻 15g，冬瓜皮 10g，益母草 30g，党参 20g，山药20g，炙甘草 10g。制成一方颗粒，开水 150mL 冲服，早晚各一次，连续服用 2 周。

1.5　疗效评定

良性发作性位置性眩晕的治疗疗效。痊愈：变换体位时眩晕消失，无头部昏沉感及不平衡感。有效：变换体位时眩晕消失，有头部昏沉感及不平衡感。无效：治疗后症状无改善，变位诱发试验阳性。复发评定：1 年内的复发人次。

1.6　统计方法

选用统计学软件 SPSS19.0 分析和处理研究数据，计数资料采取率（%）表示，两组间疗效对比进行 χ^2 检验；计量资料采取（$\bar{x}±s$）表示，两组间实验室指标对比进行 t 值检验，以 $P < 0.05$ 为有显著性差异和统计学意义。

2. 结果

2.1　两组良性发作性位置性眩晕的治疗疗效对比。中药组和西药组良性发作性位置性眩晕的治疗痊愈率分别为 80% 和 46.67%，总有效率分别为 100% 和 86.67%，比较有差异（$P < 0.05$）。

表 1　两组临床疗效比较（$n\%$）

组别	痊愈	有效	无效	总有效
中药组（$n=15$）	12（80.00）	3（20.00）	0（00.00）	15（100.00）
西药组（$n=15$）	7（46.67）	6（40.00）	2（13.33）	13（86.67）

2.2　中药组和西药组良性发作性位置性眩晕的治疗总复发率分别为 0% 和 26.67%。

表 2　两组治疗复发率比较（$n\%$）

组别	0 ~ 1 个月	2 ~ 6 个月	7 ~ 12 个月	0 ~ 12 个月
中药组（$n=15$）	0（0.00）	0（0.00）	0（00.00）	0（0.00）
西药组（$n=15$）	1（6.67）	1（6.67）	2（13.33）	4（26.67）

3. 讨论

BPPV 于 1921 年由 Barany 首次提出后，有很多的类似报道。Dix 和 Hallpike 于 1952 年提出手法测试方法，为诊断 BPPV 提供了有力依据[4]。经历了数十年的研究，其发生机制仍不是很清楚，目前公认的学说包括以下两种：①管结石症：椭圆囊囊斑上的耳石颗粒脱落后进入半规管管腔，当头位相对于重力方向改变时，耳石颗粒受重力作用相对半规管管壁发生位移，引起内淋巴流动，导致壶腹嵴嵴帽偏移，从而出现相应的体征和症状。②嵴帽结石症：椭圆囊囊斑上的耳石颗粒脱落后黏附 0 于壶腹嵴嵴帽，导致嵴帽相对于内淋巴的密度改变，使其对重力敏感，从而出现相应的症状及体征。近年来国内外有关 BPPV 复位的研究越来越多，且逐渐兴起对复位后残余头晕的重视。2015年巴拉尼协会在BPPV的诊断标准的注释与评论中提到，BPPV患者除可表现为发作性位置性眩晕外，也可表现为持续时间较长的轻微不稳感，甚至在BPPV得到成功的复位治疗之后，但并无相关有效药物的提出与研究。利用祖国医学提高复位成功率和对复位后残余头晕治疗的文献也相对较少，而残余头晕症状在临床实际工作中极其常见。部分学者认为与眩晕后的急性心理应激状态有关，即为一种焦虑状态；[5, 6]也有学者提出部分耳石未能完全复位，可能导致轻微的眩晕，但不足以引起眼球震颤。[7]祖国医学关于眩晕的理论众多，虚者多为脾胃虚弱、肝肾不足等，实者可见于痰浊、肝阳、瘀血、水饮等。其西医发病机制——内耳淋巴液的异常变化，与中医的水饮类似。《灵枢》谓"心包络之脉动，则病胸胁支满者，谓痰饮积于心包，其病则必若是也。目眩者，痰饮阻其胸中之阳，不能布精于上也"。仲景云："病痰饮者，当以温药和之。"《伤寒论》云："伤寒，若吐若下后，心下逆满，气上冲胸，起则头眩，脉沉紧，发汗则动经，身为阵阵摇者，茯苓桂枝白术甘草汤主之。"本研究选择证属痰浊中阻的BPPV患者，手法复位联合加味苓桂术甘汤口服治疗。茯苓淡渗，逐饮出下窍，因利而去，故用以为君。桂枝通阳输水走皮毛，使邪从汗而解，故以为臣。白术燥湿，佐茯苓消痰以除支满。甘草补中，佐桂枝建土以制水邪也。党参甘、平，归脾、肺经，山药甘、平，归肺、脾、肾三经，助茯苓、白术补益脾肾之气，冬瓜皮、泽泻利水渗湿，去皮里膜外之水湿，益母草活血利水，祛除内耳淋巴水肿。现代药理研究显示，白术含挥发油，油中主成分为苍术酮，白术内酯A、B等，具有强壮、利尿、抗血凝等作用；桂枝含有挥发油——桂枝油，有健脾利尿的作用；泽泻主要含三萜类化合物、挥发油、生物碱、天门冬素树脂等，具有显著的利尿作用，能增加尿量、尿素与氯化物的排泄。诸药合之，共奏振奋脾阳、化痰祛浊止晕之效。结果显示，李祥舒主任医师验方——加味苓桂术甘汤治疗良性阵发性位置性眩晕，能够有效提高手法复位的成功率，减少后遗头昏沉感症状，并显著降低1年内复发率。但本研究的样本数量较小，尚需进一步扩大样本量研究。

参考文献

［1］Hotson JR,Baloh RW. Acute vestibular syndrome. N Engl J Med,1998,339:679

［2］Baloh RW. Vestibular and auditory disordes. Curr Opin Neurol,1996,9:32

［3］中华耳鼻咽喉头颈外科杂志编辑委员会，中华医学会耳鼻咽喉科学分会．良性阵发性位置性眩晕的诊断依据和疗效评估（2006年，贵阳）[J]. 中华耳鼻咽喉头颈外科杂志，2007，42（3）：163-164.

［4］鲁杰，谢珂，孙民，等．手法复位治疗良性阵发性位置性眩晕疗效观察．听力学及言语疾病杂志，2013，21（3）：291-293.

［5］Pollak L, KLein C, Raffael S et a1. Anxiety in the first attack of Vertigo. Otolaryngol Head Neck Surg, 2003. 128: 829-834.

［6］Yardley L,Masson E,Verschuur C, et al. Symptoms, ananxiety and handicap in dizzy patients; development of the vertigosymptom SCale J Psychosom Res, 1992, 36:731-741.

［7］DI Girolamo S, Ottaviani F, Scarano E, et a1.Postural control inhorizontal benign paroxysmal positional vertigo. Eur Arch Otorhinolaryngol, 2000, 257:372-375.

（编者按：本文发表于《光明中医》2019年第6期）

李祥舒六经辨证治疗汗证验案八则

【摘要】 李祥舒主任医师为全国基层名老中医药专家传承工作室的传承老师，学识渊博、勤奋进取，对于经方研究颇有心得，善于治疗内、妇、皮科常见病及疑难杂症。

【关键词】 李祥舒；六经辨证；汗证

汗证是多种常见疾病的主要症状之一，西医学认为病理性出汗可见于甲状腺功能亢进、自主神经功能紊乱、风湿热、低血糖、虚脱、休克及结核病等。

中医学最早在《内经》提及汗证，并认为"汗"是人体阴液受阳气蒸发而成，即"阳加于阴，谓之汗"。历代医家对汗证阐述颇多，如《伤寒论》中指出"汗"的具体形式有漐漐汗出、自汗出、大汗出、头汗、盗汗、黄汗等，并分别根据出汗的性质、程度、部位等提出了相应的治法。《景岳全书》提出对汗证应予以辨证："自汗、盗汗亦各有阴阳之证，不得谓自汗必属阳虚，盗汗必属阴虚也"。流传至今的传统名方如桂枝汤、玉屏风散、当归六黄汤等仍然在临床中发挥着实际功效。

患者张某，女，26岁，汗出增多5个月。患者5个月前行人流术，术中出血多，曾输血600mL。自此后汗出增多，汗出后恶风，动则加重，后背及脖颈尤甚，夜间少有汗出，活动后心慌、乏力、气短，平素畏寒，腰酸腿软，关节疼痛，胃胀，嗳气，月经量少，色红，无血块，每月一次，夜尿多，失眠多梦，纳食不香，大便干。舌质红，苔薄白，脉弦滑。

诊断：汗证，辨证属营卫不和。治以调和营卫，益气养血，辅以祛风通络。方用桂枝汤加味：桂枝10g，白芍15g，炙甘草6g，生姜6g，大枣15g，防风9g，生黄芪30g，当归20g，生白术15g，五味子9g，怀牛膝15g，威灵仙15g，片姜黄6g，焦山楂15g。颗粒制剂，7剂水冲服，日1剂，早晚各一次，饭前服。

服7剂后复诊，诉休息时汗出减少，但活动后仍有汗出，运动时心慌及乏力好转，关节疼痛及腰膝酸软减轻，仍胃脘胀满、嗳气，纳食不香，夜寐安，大便正常。查见舌质红，苔薄白，脉弦滑。上方加山药20g继服7剂，汗出明显减少，中等强度活动后无明显不适，食欲增加，胃部不适好转，寐安，大便调。效不更方，继服7剂，患者诸证明显好转，且行经时经量较前增多，要求继服7剂巩固疗效，上方去五味子继服7剂。

病人产后亡阴血虚，阴阳失调，营卫互不维系，故汗出。产后百节空虚，易招致外邪，加之津血亏虚不能涵养筋脉，故关节疼痛、腰酸腿软。产后气血俱虚，见心慌、乏力，心脾失养则失眠梦多。脾气虚无力运化，致使脾气不升，胃气不降，故纳差，胃胀、嗳气，气不能帅血，血不能载气，故月经量少。

李某，男，32岁，自汗5年，加重8个月。患者5年前开始自觉冬季手脚湿冷，后逐渐出现手脚心汗多，量少，且手脚发凉，冬夏如此，未予重视。近半年自觉缺乏锻炼，末梢循环不好导致手脚冰凉，故开始晨起跑步锻炼，当时正值深秋，跑步后洗澡继而去上班。坚持两个月后，手脚凉汗非但未好转，反而出现颈项及后背心发凉，时有手脚心痒伴肿胀表现，且出现畏寒恶风，汗出后益甚。平素饮食喜肥甘，体型偏胖，乏力，白日无精神，夜寐安，小便正常，大便稀溏，日行 2～3 次。舌体胖大，边有齿痕，舌质暗红，苔薄白，脉沉。诊断：汗证，辨证属营卫不和，阳虚兼表。治以调和营卫，扶阳解表。方用桂枝加附子汤加减：桂枝 12g，白芍 12g，炙甘草 9g，淡附片 9g，生姜 6g，大枣 15g，防风 10g，生黄芪 20g，党参 15g，山药 20g，炒白术 10g，茯苓 15g，炮山甲 4g，当归 15g，陈皮 10g。颗粒制剂，7 剂水冲服，日 1 剂，早晚各一次，饭前服用。

患者诉服上方 7 剂后自觉精神状态好转，全身微热，自汗减少，仍怕冷，手心肿痒感明显减轻，故未来复诊，抄方 7 剂继服。共服用 14 剂后复诊，自汗明显减少，手心有时很干燥，后背及手足发凉好转，无手心发痒情况出现，大便次数减少，稍成型，但觉口唇干燥，喜饮水，舌体胖大，齿痕减少，舌质暗红，苔薄白，脉沉滑。上方去附子、防风，继服 7 剂，复诊时已无自汗，无恶寒及恶风，口干好转，大便稍软，日行一次。舌体胖大，齿痕减少，舌质暗红，苔薄白，脉沉滑。不愿继续服用汤药，嘱外购中成药玉屏风散口服。

患者起初手脚心出汗，色冷，质清，此为阳虚，阳虚则津液外泄，故汗出。汗为何物？"阳加于阴，谓之汗"，本已阳虚，发汗日久，阳气更虚，津液流离，冷甚。"正气存内，邪不可干，邪之所凑，其气必虚"，每次晨跑后毛孔开，继而洗澡，导致腠理大开，风寒邪气外袭，密闭孔窍，"风气善行""寒为阴邪"发于肌表则见肿痒斑块。"阳气者，精则养神，柔则养筋"，阳气不足之人则见精神倦怠，嗜睡恶寒。

这两个病案的辨证及遣方用药有何相似之处？——六经辨证。

《灵枢·经脉》：膀胱足太阳之脉，起于目内眦，上额，交巅。其支者：从巅至耳上角。其直者：从巅入络脑，还出别下项，循肩髆，夹脊抵腰中，入循膂，络肾，属膀胱。

《伤寒论》第 12 条："太阳中风，阳浮而阴弱，阳浮者热自发，阴弱者汗自出，啬啬恶寒，淅淅恶风，翕翕发热，鼻鸣干呕者，桂枝汤主之。"第 13

条："太阳病，头痛，发热，汗出，恶风，桂枝汤主之。"第 53 条："病常自汗出者，此为荣气和，荣气和者，外不谐，以卫气不共荣气谐和故尔。以荣行脉中，卫行脉外，复发其汗，荣卫和则愈，宜桂枝汤。"第 54 条："病人脏无他病，时发热自汗出而不愈者，此卫气不和也。先其时发汗则愈，宜桂枝汤。"以上几条均为仲景运用桂枝汤治疗汗出这一症状。第 12 条是用桂枝汤治疗风邪袭表、营卫不和之汗出，第 13 条是治疗一切营卫不和之汗出，"不必问其伤寒、中风、杂病也"（柯韵伯语《伤寒来苏集·伤寒论注》），而第 53 条、54 条分别从"荣气和""卫气不和"两方面阐释杂病营卫不和之自汗出。无论从总体而言的第 13 条，还是具体论述的第 12 条、53 条、54 条，其根本在于营卫不和，阴阳不调。

太阳主表，统摄营卫，营卫调和，卫外固密，可抵御外邪之侵袭；若腠理疏松，外邪入侵，卫不能固外，营不能内守，则有汗自出。李祥舒主任医师认为上述两个病案均为太阳经表证之营卫不和、阴阳不调导致自汗出等一系列症状，病之初期未得到及时治疗，致使其他肺卫表证出现，严重影响患者生活起居。治疗当以调和营卫、滋阴和阳、解肌发汗、顾护卫表，太阳膀胱经气血振奋，则证和脉安。

王某，男，52 岁，头颈部出汗 10 年余加重两年。患者自中年时即头颈汗出明显，但无不适，未予重视。近两年汗出增多，油腻不易清洗，汗热蒸蒸，性情急躁，面红唇赤，口渴喜冷饮，伴有大便干燥，口臭，舌易生疮，尿烧灼感，舌红，舌体胖，苔黄腻，脉数。平素形体肥胖，喜食肥甘厚腻，常自认为火大，自服牛黄清火丸及牛黄清心丸，服后大便干燥有缓解，但其他症状无改善。诊断：汗证，辨证属邪热蕴于阳明。治以清燥热、救阴液。方用白虎汤加减：知母 20g，生石膏 40g，炙甘草 9g，桂枝 10g，苍术 15g，炒白术 15g，生白扁豆 30g，生薏苡仁 30g，茵陈 20g，青蒿 15g。颗粒制剂，7 剂，淘米水烧开冲服，日 1 剂，早晚各一次，饭后服用。

服药 7 剂后复诊，患者头颈仍有汗出，但油腻感明显好转，擦拭后纸巾为水，面色红减轻，仍口渴，但凉热均可，仍口臭，大便干，舌红，舌体胖，苔黄腻，脉滑数。上方加黄连 8g，生地 15g，继服 7 剂，患者汗出明显减轻，大便亦通畅，家人诉其口中臭味减轻，将石膏减量为 15g，知母 10g，继服 14 剂，患者已无明显头颈汗出，伴随症状亦减轻，口舌生疮未再反复发作。

张某，女，52 岁，头颈部汗出 3 年。头颈部汗出，下午时尤甚，怕热，平素喜摇扇取凉，大便干燥多年，长期口服麻仁润肠丸及果导片。咽干、口苦，心慌、心烦，月经不规律，2～3 个月来一次，色红，有血块，白带少。夜寐欠安，纳食不香，大便干。舌质红，苔少，脉弦细。诊断：汗证，辨证属阳明郁热。治以清宣胸膈郁热。方用栀子豉汤加减：栀子 15g，淡豆豉 6g，生石膏 15g，知母 10g，地骨皮 15g，青蒿 15g，龟板 10g，生地 20g，香附 10g，柴胡 9g。颗粒制剂，7 剂，开水冲服，日 1 剂，早晚各一次，饭后服用。

服药 7 剂后，患者自身热感减轻，不需摇扇取凉，夜间头颈汗出减少，咽干口苦好转，心烦减轻，仍不思饮食，大便干，上方去石膏，加焦麦芽 15g 继服 14 剂，复诊时诉头颈汗出明显缓解，心烦意乱好转，大便干，仍未行月经，上方加桃仁 10g，继服 7 剂，后诸证悉除。

这两个病案的辨证论治？——六经辨证。

胃足阳明之脉，起于鼻之交頞中，旁纳太阳之脉，下循鼻外，入上齿中，还出挟口环唇，下交承浆，却循颐后下廉，出大迎，循颊车，上耳前，过客主人，循发际，至额颅。

《伤寒论》第 219 条"三阳合病，腹满身重，难以转侧，口不仁，面垢，发汗则谵语，遗尿。下之则额上生汗，手足厥冷。若自汗出者，白虎汤主之"。第 221 条"阳明病，脉浮而紧，咽燥口苦，腹满而喘，发热汗出，不恶寒反恶热，身重。若发汗则燥，心愦愦，反谵语。若加温针，必怵惕，烦躁不得眠。若下之，则胃中空虚，客气动膈，心中懊侬，舌上苔者，栀子豉汤主之"。第 228 条"阳明病，下之，其外有热，手足温，不结胸，心中懊侬，饥不能食，但头汗出者，栀子豉汤主之"。

李祥舒主任医师认为，胃主受纳，腐熟水谷，喜润恶燥。今胃热炽盛，充斥表里，邪热循经上扰，逼津外泄，故以头颈部汗出为甚。上述二位患者均为阳明经有热，此时切不可见汗止汗，唯有清宣阳明郁热，养阴生津，方可令汗自止。

田某，男，71岁，腋下汗出3年。患者腋下汗出，冬夏如此，生气和紧张时尤甚，夜间盗汗，口干口苦，咽干喜饮，两胁胀满，心烦，时有头晕，双目干涩，不思饮食，形体偏瘦，面色灰黄无光泽，夜寐多梦，大便干。舌质暗红，苔薄黄，脉弦细。诊断：汗证，辨证属邪伏少阳。治以和解少阳，清利湿热。方用小柴胡汤合茵陈蒿汤加减：柴胡15g，太子参15g，黄芩12g，炙甘草10g，半夏9g，生姜6g，大枣15g，茵陈20g，青蒿15g，女贞子15g，旱莲草15g，浮小麦30g，菊花15g，当归20g。颗粒制剂，7剂，开水冲服，日1剂，早晚各一次，饭后服用。

服药7剂后腋下汗出较前好转，夜间已无明显出汗，心烦好转，但仍胸胁胀满，目涩，纳食不香，舌质暗红，苔薄黄，脉弦细。上方加密蒙花15g，薄荷6g，继服7剂，日间已无腋下汗出，但是情绪紧张时仍会发作腋下汗出，目干涩感好转，食欲较前增加，效不更方，继服14剂后复诊，患者腋下出汗已基本消失。

高某，男，58岁，汗出2年，腋下、阴囊明显，平素嗜好烟酒，喜食肥甘厚腻，近一年纳食不香，口干口苦，形体肥胖，身体燥热，面色红，性情急躁易怒，耳鸣，听力下降，胸胁胀满、烦闷，小便灼热，大便不尽感。舌质红，苔黄腻，脉弦。诊断：汗证，邪伏少阳。治以和解少阳，清利湿热。方用小柴胡汤和龙胆泻肝汤加减：柴胡15g，太子参15g，黄芩12g，炙甘草10g，半夏9g，生姜6g，大枣15g，黄芩15g，山栀子15g，车前子10g，当归15g。颗粒制剂，7剂，开水冲服，日1剂，早晚各一次，饭后服用。

服药7剂后患者汗出同前，但自觉听力较前好转，耳鸣减轻，上方加浮小麦30g继服7剂，患者复诊时诉汗出减少，耳鸣进一步减轻，小便无灼热感，大便通畅，舌质红，苔薄黄，脉弦。效不更方，继服7剂，汗出进一步减少，内衣已无须频繁更换，身体燥热感减轻。

这两个病案的辨证思路——六经辨证。

胆足少阳之脉，起于目锐眦，上抵头角，下耳后，循颈行手少阳之前，至肩上，却交出手少阳之后，入缺盆；其支者，别锐眦，下大迎，合于手少阳，抵于頄，下加颊车，下颈、合缺盆，以下胸中，贯膈，络肝，属胆，循胁里，出气街，绕毛际，横入髀厌中。

《伤寒论》第 263 条："少阳之为病，口苦，咽干，目眩也。"第 96 条："伤寒五六日，中风，往来寒热，胸胁苦满，默默不欲饮食，心烦喜呕，或胸中烦而不呕，或渴，或腹中痛，或胁下痞硬，或心下悸、小便不利，或不渴、身有微热，或咳者，小柴胡汤主之。"第 101 条："伤寒中风，有柴胡证，但见一证便是，不必悉具。"

李祥舒主任医师认为足少阳经循行两腋，腋下汗出常为胆经湿热或肝胆热盛，郁热偏盛，循经内扰而发。加之情志失畅，肝气郁结，气郁化火，加重病情。治宜和解少阳为主，辅以清利湿热，使邪去脉安，经脉循行通畅，汗出自止。

赵某，男，49 岁，手心汗出 20 天。患者 1 个月前发热、咳嗽，诊断为肺炎，给予静脉滴注抗生素、激素治疗，后出现抗生素相关性腹泻，但咳嗽仍未愈，且出现汗出明显，手心尤甚，遂求于中医治疗。现汗出，手心尤甚，动则加重，乏力，四肢发凉，下肢疼痛，行走后明显。咳嗽，喘息气促，痰黄，咽痛，胸中烦热，腹泻，每日 4～5 次，无黏液脓血。舌质淡暗，有瘀斑，苔薄白，脉沉细。既往有糖尿病病史 20 年，下肢动脉闭塞史 1 年。诊断：汗证，证属寒热错杂，上厥下竭。治以宣肺化痰，温振脾阳。方用麻黄升麻汤合竹叶石膏汤加减：炙麻黄 9g，升麻 6g，当归 15g，知母 10g，石膏 15g，黄芩 10g，竹叶 10g，天冬 10g，炒白芍 15g，桂枝 10g，太子参 15g，茯苓 15g，炙甘草 10g，炒白术 15g，干姜 6g，炮山甲 4g。颗粒制剂，6 剂，开水冲服，日两剂，六小时服一次。

服药 3 天后，患者无汗出，乏力好转，咳嗽咳痰明显减轻，无胸中烦热感，四肢发凉减轻，仍有下肢行走后疼痛，大便每日 2～3 次，质稀。舌质淡暗，有瘀斑，苔薄白，脉沉细涩。上方去知母、升麻、天冬，加山药 20g，党参 20g，继服 7 剂，患者咳嗽、咳痰不明显，已无汗出，大便成型，稍觉乏力，纳食不香，腹胀，但不愿再服汤药，予香砂六君子丸口服。

金某，女，72岁，手足部冷汗1年余。患者手足凉，冷汗出，汗出后更冷，夜间睡觉下肢需盖三床被子，行走时间长后下肢疼痛，畏寒，纳食少，喜热食热饮，夜寐多梦，大便正常，小便频。舌质暗淡，有瘀斑，苔白，脉沉细。既往有右侧锁骨下动脉闭塞、左侧肱动脉闭塞、下肢动脉闭塞病史。诊断：汗证，证属血虚寒厥。治以养血散寒，温通经络。方用当归四逆汤加减：当归20g，桂枝15g，白芍20g，细辛3g，炙甘草10g，大枣15g，干姜6g，淡附片6g，生姜3g，吴茱萸6g，酸枣仁15g，龙眼肉15g，肉桂6g，生黄芪30g，炮山甲4g。颗粒制剂，7剂，开水冲服，日1剂，早晚各一次，饭后服用。

服用7剂后，患者手足汗出减少，但仍觉手足凉，畏寒，纳食不香，小便频，大便稍干。上方当归加量为30g，继服7剂，患者自觉上述症状均稍有减轻，自行抄方7剂口服，14剂后复诊，诉下肢疼痛明显好转，尤其夜间睡眠不需再盖3床被子，只需正常压脚即可。大便不干，小便正常，纳食仍少。上方加炒麦芽15g继服14剂，患者已无手足汗出，四肢末梢发凉减轻，食欲增加，二便正常，夜寐安。

这两个病案如何辨证？——六经辨证。

心主手厥阴心包络之脉，起于胸中，出属心包络，下膈，历络三焦；其支者，循胸出胁，下腋三寸，上抵腋下，循臑内，行太阴少阴之间，入肘中，下臂行两筋之间，入掌中，循中指出其端；其支者，别掌中，循小指次指出其端。

《伤寒论》第351条："手足厥逆，脉细欲绝者，当归四逆汤主之。"第352条："若其人内有久寒者，宜当归四逆加吴茱萸生姜汤主之。"第357条："伤寒六七日，大下后，寸脉沉而迟，手足厥逆，下部脉不至，咽喉不利，唾脓血，泄利不止者，为难治，麻黄升麻汤主之。"

李祥舒主任医师认为厥阴为病，邪气循经外泄，故而手心汗出，而厥阴经又具有阴尽阳生、极而复返的特点，故常以上热下寒、寒热错杂为主。《素问·至真要大论》强调"审察病机，无失气宜"，"帝曰：厥阴何也？岐伯曰：两阴交尽也。"故病至厥阴，两阴交尽，由阴出阳，若阴阳气不相顺接，则阳气难出，阴阳失调。《诸病源候论》云"阴阳各趋其极，阳并与上则热，阴并与下则寒"，故厥阴为病易出现阴盛、阳盛、寒热错杂等厥证。治疗当仔细辨证，寒温并用，诸证可得解。

（编者按：本文发表于《光明中医》2019年第1期）

改良复方消胀散熏洗结合针灸治疗脑梗死后
肩手综合征疗效观察

【摘要】 目的：观察改良复方消胀散熏洗结合针灸治疗脑梗死后肩手综合征（SHS）患者临床疗效。

方法：选取北京市怀柔区中医医院收治的脑梗死后肩手综合征患者80例，按照随机数字表法分为对照组和观察组，每组40例。对照组给予常规内科治疗和康复训练。康复训练20～30min/次，1次/d，5次/周，连续治疗1个月。观察组在对照组基础上给予改良复方消胀散熏洗结合中医针灸治疗。①熏洗治疗：改良复方消胀散加水煎，留取中药汤剂1500～2000mL，放入恒温桶内，待水温加热至40℃～50℃时，将偏瘫肿胀手浸泡于药液中，同时蘸药液从肘关节向腕关节方向边擦边按揉至各指间关节，20min/次，2次/d，10次/周，连续治疗1个月。②针灸治疗：采用醒脑开窍针法针刺极泉下穴、尺泽穴、内关穴，不留针；针刺肩髃穴、肩髎穴、曲池穴等，直刺0.5～1寸，施提插捻转补法1min，留针20min/次，1次/d，隔日1次，3次/周，连续治疗1个月。采用Fugl-Meyer运动功能评定量表上肢部分（FMA-U）评价上肢运动功能，采用日常生活能力评定量表（MBI）评价日常生活能力，采用疼痛视觉模拟评分法（VAS）评估患肢的疼痛程度；采用量角仪测量肩关节活动范围（ROM）评定肩关节活动度，采用排水法测量手部水肿程度。

结果：与治疗前比较，两组治疗后1个月FMA-U、MBI、肩关节活动度均明显提高，VAS评分、水肿体积差均明显降低，差异具有统计学意义（$P < 0.05$）；与对照组比较，观察组治疗后1个月FMA-U、MBI、肩关节活

动度均明显更高，VAS 评分、水肿体积差均明显更低，差异具有统计学意义（$P < 0.05$）；观察组总有效率（92.5%）明显高于对照组（67.5%），差异具有统计学意义（$P < 0.05$）。

结论：改良复方消胀散熏洗联合针灸可有效改善脑梗死后 SHS 患者手部肿胀程度，缓解疼痛；提高上肢运动功能、肩关节活动度和日常生活能力，疗效较好。

【关键词】 脑梗死；肩手综合征；改良复方消胀散；熏洗；针灸

肩手综合征（shoulder-hand syndrome，SHS）是脑血管疾病的常见并发症之一，多发生在脑卒中的恢复期（1 ~ 3 个月），表现为突然出现的手部水肿、胀痛、发红发热，逐渐加重的掌指关节、腕关节乃至肩关节活动受限，严重者可出现手部肌肉不可逆性的挛缩与畸形等[1]。该病发病率高、致残率高且治疗难度大，对患者的日常生活造成严重影响，延缓了疾病的康复进程[2]。目前，SHS 尚无特效治疗方案，西医多运用激素治疗、口服止痛药物等减轻疼痛，缓解患者的临床症状。但是激素治疗、止痛药应用无法阻止疾病的进展，且药物治疗不良反应多，不能长期使用。有研究显示针灸治疗手部肿胀、疼痛具有良好疗效，其可消肿散瘀，活血行气止痛；[3] 北京市名老中医李祥舒主任[4] 应用复方消胀散治疗脑卒中后手足肿胀取得较好疗效，不仅能消除肿胀，促进手足功能恢复，而且能有效降低致残率。本研究应用改良复方消胀散熏洗结合针灸治疗脑梗死后 SHS，取得良好疗效，现报道如下。

1. 临床资料

1.1 病例选择标准

1.1.1 诊断标准

1.1.1.1 脑卒中诊断标准　①脑卒中中医诊断标准符合国家中医药管理局脑病急症协作组《中风病诊断与疗效评定标准（试行）》[5] 中有关中风病的诊断标准。②脑卒中西医诊断标准符合中华医学会神经病学分会《中国急性缺血性脑卒中诊疗指南 2018》[6] 中脑梗死的诊断标准。经头颅 CT 或 MRI 检查确诊为脑梗死。

1.1.1.2　肩手综合征诊断标准　符合中华医学会神经病学分会神经康复学组等制定的《中国脑卒中康复治疗指南（2011 完全版）》[7] 中有关肩手综合征的诊断标准。

1.1.2　纳入标准　①符合上述诊断标准者；②脑梗死后 SHS 分期：Ⅰ～Ⅱ期；③年龄：40～70 岁；④病程：7～120d；⑤患者生命体征平稳，能够配合康复治疗者；⑥患者及家属知情同意并自愿签署知情同意书。

1.1.3　排除标准　①认知障碍或患有精神疾病无法配合治疗；②合并有严重的心肝肾等重要脏器疾病；③皮肤过于敏感无法接受中药熏洗治疗；④重复脑梗死，SHS 反复发作或病情加重者。

1.2　一般资料

选取 2019 年 3 月—2020 年 1 月北京市怀柔区中医医院康复科收治的脑梗死后 SHS 患者 80 例。按照随机数字表法分为对照组和观察组，每组 40 例。本研究经北京市怀柔区中医医院伦理委员会审批通过。两组的性别、年龄、病程、临床分期等一般资料比较，差异无统计学意义（$P > 0.05$），具有可比性。见表 1。

表 1　两组一般资料比较（$\bar{x} \pm s$）

组别	n	性别		年龄 / 岁	病程 / 月	临床分期	
		男	女			Ⅰ期	Ⅱ期
对照组	40	16	24	60.6 ± 6.0	3.26 ± 1.1	32	8
观察组	40	22	18	61.4 ± 6.7	3.60 ± 0.9	36	4

2. 方法

2.1　治疗方法

2.1.1　对照组　在常规内科治疗和护理的基础上给予康复训练。

2.1.1.1 常规内科治疗 进行抗血小板聚集、降脂稳定斑块、改善微循环、促进神经功能恢复等。

2.1.1.2 常规护理 监测血压和血糖等生命体征、良肢位摆放、适度饮食、规律作息、保持大小便通畅。

2.1.1.3 常规康复训练 由康复治疗师对患者进行一对一训练指导，所有患者按照肩关节、肘关节、腕关节、指掌关节的顺序进行屈、伸、内收、外展、内旋、外旋及环转运动等主、被动运动训练，以维持与改善患肢关节活动。关节活动以不引起患者疼痛为宜，并逐渐加大患肢的活动度。此外，根据患者的实际情况给予洗浴、进食、更衣等日常生活训练。康复训练20～30 min/次，1次/d，5次/周，连续治疗1个月。

2.1.2 观察组 在对照组基础上给予改良复方消胀散熏洗和针灸治疗。

2.1.2.1 改良复方消胀散熏洗治疗 参照《临床护理技术规范》中的热疗技术[9]，改良复方消胀散（生黄芪10g，当归6g，川芎6g，红花6g，白芷3g，豨莶草10g，生大黄3g，地龙10g，蜈蚣1条，水蛭3g）加水煎后滤除药渣，留取中药汤剂1500～2000mL，放入恒温桶内，待水温加热至40℃～50℃时（健手能耐受的温度为准），将偏瘫肿胀手置于药液中，在浸泡的同时，用小毛巾蘸药液从肘关节向腕关节方向边擦边按揉至各指间关节，20min/次，2次/d，10次/周，连续治疗1个月。

2.1.2.2 针灸治疗 患者处平卧位，双上肢分别伸直置于身体两侧，暴露患侧上肢并注意保暖。选择患侧上肢取极泉下穴（极泉下1寸）、尺泽穴、内关穴、肩髃穴、肩髎穴、臂臑穴、曲池穴、手三里穴、合谷穴、外关穴等。局部皮肤常规消毒后，采用0.30mm×40mm的一次性针灸针（苏州医疗器械厂，东邦牌）针刺极泉下穴、尺泽穴、内关穴。①极泉下穴：采用醒脑开窍针法直刺0.5～0.8寸，施提插泻法，以患侧上肢抽动3次为度。②尺泽穴：屈肘120°，直刺1寸，施提插泻法，以患肢手指抽动3次为度。③内关穴：直刺0.5～1寸，采用提插捻转泻法1min。以上操作均不留针。④其他穴位：患者掌心向下，针刺肩髃穴、肩髎穴、臂臑穴、曲池穴、手三里穴、外关穴、合谷穴，直刺0.5～1寸，施提插捻转补法1min，留针20min/次，1次/d，隔日 1 次，3 次 / 周，2 周为 1 个疗程，持续治疗 1 个月。

2.2 观察指标

2.2.1 上肢运动功能评分 采用 Fugl-Meyer 运动功能评定量表上肢部分（Fugl-Meyer motor functionscale for upper limb，FMA-U）[10] 评价上肢运动功能。①0 分：患肢不能引起任何反射活动；②1 分：可引起部分反射活动；③2 分：无停顿完成所有动作。该量表共有 33 项，各项评分为 0 ～ 2 分，总分为 66 分，分数越高表示上肢运动功能越强。

2.2.2 日常生活能力评估 采用日常生活能力评定量表（modified barthel index，MBI）[11] 评价日常生活能力。①100 分：生活能够自理；②≥ 60 分：日常生活基本自理；③41 ～ 59 分：日常生活能力中度障碍，需要他人帮助；④21 ～ 40 分：日常生活能力重度障碍，需依赖他人；⑤< 20 分：生活需完全依赖他人。得分越高表示患者生活能力越强。

2.2.3 疼痛程度评分 采用疼痛视觉模拟评分法（visual analogue scale，VAS）[12] 评估患肢的疼痛程度。0 分表示无任何痛感，10 分表示疼痛剧烈，1 ～ 9 分表示轻～重程度疼痛，分数越高表示疼痛越严重。

2.2.4 肩关节活动度测量 采用量角仪测量肩关节活动范围（range of motion，ROM）[13]。测量时，患者摆好体位，嘱其主动运动，根据量角仪轴心、固定臂、移动臂测量出相应角度。包括肩关节的前屈、后伸、外展、内收、外旋、内旋角度。

2.2.5 肿胀程度评估 采用排水法[14] 测量手部水肿程度，将患侧手放入装满水的容器中，水面平腕关节骨隆突并测量排出水的体积，同法测量健侧手，水肿程度为两者排出水的体积差，重复测量 3 次，取其平均值。

2.2.6 疗效评价 参照《偏瘫的现代评价与治疗》[15] 相关内容拟定。①治愈：患肢无疼痛、水肿、肌肉萎缩表现，关节活动度正常；②显效：患肢疼痛、水肿减轻，肌肉萎缩改善，关节活动度增强；③有效：患肢疼痛、水肿、肌肉萎缩稍有减轻，活动范围稍有好转；④无效：患肢疼痛感、水肿、肌肉萎缩以及关节活动无明显变化。有效率 =（治愈 + 显效 + 有效）/ 总例数 ×100%。

分别于治疗前、治疗 1 个月后进行以上项目的评价。

2.3 统计学方法

采用 SPSS 21.0 进行统计学分析。计量资料均用（$\bar{x} \pm s$）表示，数据符合正态分布，组内治疗前后比较采用配对样本 t 检验，两组间比较采用两独立样本 t 检验；计数资料以率（%）表示，组间比较采用 χ^2 检验。$P<0.05$ 为差异有统计学意义。

3. 结果

3.1 两组治疗前后 FMA-U、MBI 评分比较

见表 2。

表 2　两组治疗前后 FMA-U、MBI 评分比较（$\bar{x} \pm s$）

组别	n	FMA-U 评分		MBI 评分	
		治疗前	治疗后	治疗前	治疗后
对照组	40	33.1 ± 5.4	42.3 ± 4.7[1]	45.7 ± 8.8	51.6 ± 2.4[1]
观察组	40	32.7 ± 6.1	62.3 ± 5.2[1] [2]	44.5 ± 7.7	68.4 ± 3.7[1] [2]

注：1）与治疗前比较，$P<0.05$；2）与对照组比较，$P<0.05$。

3.2 两组治疗前后 VAS 评分及水肿程度比较见表 3。

表 3　两组治疗前后 VAS 评分和水肿程度比较（$\bar{x} \pm s$）

组别	n	VAS 评分		水肿体积差 /cm³	
		治疗前	治疗后	治疗前	治疗后
对照组	40	7.4 ± 1.7	6.3 ± 1.3[1]	6.2 ± 1.2	4.8 ± 1.1[1]
观察组	40	6.8 ± 1.5	3.7 ± 1.1[1] [2]	6.3 ± 0.9	2.7 ± 0.8[1] [2]

注：1）与治疗前比较，$P<0.05$；2）与对照组比较，$P<0.05$。

3.3 两组患者治疗前后肩关节活动度比较见表4。

表4 两组治疗前后肩关节活动度比较（$\bar{x} \pm s$）

组别	n	时间	前屈	后伸	外展	内收	外旋	内旋
对照组	40	治疗前	29.5 ± 3.1	13.7 ± 3.1	38.6 ± 3.1	17.4 ± 5.1	13.6 ± 3.1	46.2 ± 7.1
		治疗后	63.3 ± 9.3[1)	29.3 ± 3.3[1)	55.3 ± 5.3[1)	30.7 ± 6.11[1)	33.7 ± 4.1[1)	65.3 ± 8.3[1)
观察组	40	治疗前	30.4 ± 2.5	14.2 ± 2.5	39.2 ± 2.5	16.8 ± 4.5	14.4 ± 2.5	45.8 ± 6.5
		治疗后	85.7 ± 8.4[1) 2)	52.7 ± 4.4[1) 2)	67.7 ± 6.4[1) 2)	52.3 ± 6.3[1) 2)	50.3 ± 4.9[1) 2)	77.4 ± 8.7[1) 2)

注：1）与治疗前比较，$P<0.05$；2）与对照组比较，$P<0.05$。

3.4 两组临床疗效比较见表5。

表5 两组临床疗效比较

组别	n	治愈	显效	好转	无效	总有效率/%
对照组	40	6	20	11	3	67.5
观察组	40	3	19	15	13	92.51[1)

注：1）与对照组比较，$P<0.05$。

4. 讨论

SHS 是脑卒中后的常见并发症，脑卒中后其发病率可达 12.5% ～ 70%，有研究显示仅有 20% 的患者彻底被治愈，多数患者处于疾病的慢性进展中，发生关节的退行性改变[16]。SHS 患者早期仅出现手部的水肿与疼痛，关节活动轻度受限，容易被患者忽视而错过最佳的诊疗时机。随着疾病的不断发展，可出现患肢活动严重受限，疼痛与肿胀愈加明显，最终患肢骨质发生变化，手部出现永久性的畸形，关节活动度永久丧失，导致患者残疾。而患者手功能障碍将严重影响日常生活自理能力，降低生活质量，给患者及其家庭带来沉重的负担。近年来，手功能康复治疗是神经康复领域关注的重点与难点之一[17]。目前，对于 SHS 的发病机制尚不明确，交感神经功能的改变、末梢神经血管障碍、脑卒中后长期不活动引起的废用性萎缩、遗传因素、环境心理因素等均可能与 SHS 的发生与发展有关。因此，早期临床发现并积极进行康复治疗对于 SHS 的预后尤为重要。

4.1 改良复方消胀散可有效提高脑梗死后 SHS 患者日常生活能力

有研究显示，物理疗法、药物疗法在一定程度上可缓解 SHS 患者肩手关节的肿胀与疼痛，但目前尚没有足够的证据证明这些疗法具有延缓疾病进展的作用[18]。也有研究显示康复治疗、运动疗法可有效加快血液循环，缓解肌肉挛缩状态，增加关节活动度，防止关节粘连，改善疼痛及肿胀[19]，此外还能加快大脑的代偿能力，促进脑功能重塑，促进肢体运动功能的恢复。但康复训练和运动疗法的疗效受多重因素影响[20]，见效较慢，患者康复的自信心不足，康复治疗依从性不够，康复疗效受到较大影响。本研究在常规康复治疗的基础上联合应用改良复方消胀散进行局部熏洗，结果显示，与治疗前比较，观察组治疗 1 个月后 FMA-U 评分、MBI 评分明显升高，这提示改良复方消胀散熏洗可有效促进脑梗死后 SHS 患者上肢运动功能逐步恢复，从而提高日常生活活动能力。这与改良复方消胀散局部熏洗具有扩张血管、舒缓肌肉紧张，使药物经皮肤直抵病灶，改善局部血液循环，促进静脉和淋巴回流，消除肿胀，缓解疼痛和提高肢体功能的研究结果一致[4]。中医学将脑梗死后 SHS 归为"中风"范畴，主要病机是脉络瘀滞、气血不通，因此治疗应以通经活络、化瘀止痛为主[21]。改良复方消胀散方中生黄芪益气健脾，温经通络，利水消肿生肌；当归、川芎、红花、豨莶草、地龙、蜈蚣、水蛭活血通经，行气止痛；白芷解表散寒，祛风消肿止痛；生大黄逐瘀通经。全方共奏益气活血、温经通络、消肿止痛之功效。中药熏洗的温热作用与药物的特殊作用相结合，共同调节神经、肌肉、血管及结缔组织等，减轻疼痛，消除肿胀，改善神经肌肉状态，从而提高患者参与康复训练的积极性；患者手部水肿明显好转，上肢运动功能持续改善，有助于提高患者日常生活能力。

4.2 改良复方消胀散联合针刺可有效改善脑梗死后 SHS 患者上肢运动功能

脑梗死后 SHS 发病机制复杂，常规的单一疗法往往疗效不佳。有系统评价研究显示针灸具有活血化瘀、疏通经络，整体调和气血、协调阴阳功能，是治疗肩手综合征安全、有效的措施之一 [22]。本研究在常规康复治疗基础上，采用改良复方消胀散联合针灸治疗脑梗死后 SHS 患者，研究结果显示，与对照组比较，观察组治疗 1 个月后 VAS 评分、水肿程度明显更低，肩关节活动度、临床有效率明显更高，这提示改良复方消胀散联合针灸可有效改善脑梗死后 SHS 患者上肢运动功能。本研究应用醒脑开窍针法针刺极泉下穴可活血通络；针刺尺泽穴可清热化湿；针刺内关穴可宁心安神，理气止痛；诸穴同刺，达醒脑开窍、通经活络、安神定智之效。有研究显示，醒脑开窍针法可改善脑梗死缺血区域微血管系统的形态，保护脑细胞的功能，改善神经递质水平，并减轻氧自由基损伤及抑制钙离子超载，延缓神经元死亡，促进神经网络重建，从而改善肢体运动功能，提高日常生活活动能力 [23]。肩髃穴、肩髎穴、臂臑穴、曲池穴、手三里穴、合谷穴、外关穴等穴位，均属经络所过，主治所及，中医针灸寻经取穴，针刺经络腧穴，"制其神，令气易行"，最终气血运行通畅达到止痛的效果。此外，加之中药复方熏洗疗法的独特作用，能更好地促进患肢血液循环，更有利于针刺效果的发挥。

5. 小结

改良复方消胀散熏洗联合针灸治疗脑梗死后 SHS 患者，可有效改善患者手部肿胀程度，缓解疼痛；提高上肢运动功能、肩关节活动度和日常生活能力。该疗法操作简便、费用较为低廉、不良反应少，患者易于接受，值得临床推广。但本研究存在研究时间较短、样本量小、分组不够精细化等不足之处，在下一步研究中将开展大样本随机对照临床试验，并加强出院后随访工作使研究更加完整、可信，为脑卒中后肩手综合征的康复治疗提供可靠依据。

参考文献

［1］ZHENG J L, WU Q L, WANG L, et al. A clinical study on acupunc- ture in combination with routine rehabilitation therapy for earlypain recovery of post-stroke shoulder-hand syndrome［J］.Exp Ther Med, 2018, 15（2）: 2049-2053.

［2］王澍欣, 赵玮璇, 钱桂凤, 等. 张家维教授分期论治中风后肩手综合征的临床经验［J］.中国针灸, 2018, 38（8）: 877-880.

［3］齐建军, 吉永利, 刘树芬, 等. 温针灸配伍药茶联合辛伐他汀治疗冠心病高脂血症 55 例［J］.中国药业, 2015, 24（4）: 81-82, 83.

［4］李祥舒, 卢天齐, 马迎华, 等. 复方消胀散治疗中风病后手足肿胀的临床研究［J］.北京中医, 2000, 19（6）: 19-21.

［5］国家中医药管理局脑病急症协作组. 中风病诊断与疗效评定标准（试行）［J］.北京中医药大学学报, 1996, 19（1）: 55-56.

［6］中华医学会神经病学分会, 中华医学会神经病学分会脑血管病学组. 中国急性缺血性脑卒中诊治指南 2018［J］.中华神经科杂志, 2018, 51（9）: 666-682.

［7］中华医学会神经病学分会神经康复学组, 中华医学会神经病学分会脑血管病学组, 卫生部脑卒中筛查与防治工程委员会办公室, 等. 中国脑卒中康复治疗指南（2011 完全版）［J］.中国康复理论与实践, 2012, 18（4）: 301-318.

［8］李梅, 詹乐昌, 潘锐焕, 等. 四子散热敷结合康复训练治疗脑卒中后肩手综合征疗效观察［J］.康复学报, 2019, 29（3）: 60-65.

［9］彭刚艺, 刘雪琴. 临床护理技术规范（基础篇）［M］.广州: 广东科技出版社, 2013: 391-397.

［10］周维金, 孙启良. 瘫痪康复评定手册［M］.北京: 人民卫生出版社, 2006: 46-49.

［11］李苗苗, 代永静. Barthel 指数评分量表在康复护理中的应用进展［J］.护士进修杂志, 2018, 33（6）: 508-510.

［12］曹卉娟, 邢建民, 刘建平. 视觉模拟评分法在症状类结局评价测量中的应用［J］.中医杂志, 2009, 50（7）: 600-602.

［13］胡超. 关节活动度精确测量系统的设计与实现［D］.南京: 南京大学, 2015: 5-13.

［14］于兑生, 恽晓平. 运动疗法与作业疗法［M］.北京: 华夏出版社, 2002: 233-234.

［15］王茂斌. 偏瘫的现代评价与治疗［M］. 3 版. 北京: 华夏出版社, 2014:

226-231.

［16］陈捷，吴福春，莫国清，等．优化运动再学习训练对脑卒中患者手功能的影响［J］．康复学报，2016，26（2）：42-45.

［17］陈捷，吴福春，莫国清，等．新 Bobath 技术结合智能运动反馈训练对脑卒中偏瘫患者手功能的影响［J］．康复学报，2018，28（6）：16-20.

［18］WEI X Q，HE L Y，LIU J，et al. Electroacupuncture for reflex sympathetic dystrophy after stroke：a meta-analysis［J］. J Stroke Cerebrovasc Dis，2019，28（5）：1388-1399.

［19］周晶晶．综合康复治疗脑卒中后肩手综合征的效果分析［J］．心血管外科杂志：电子版，2019，8（1）：69-70.

［20］李梅，詹乐昌，潘锐焕，等．四子散热敷结合康复训练治疗脑卒中后肩手综合征疗效观察［J］．康复学报，2019，29（3）：60-65.

［21］张虎．中药湿敷疗法结合醒脑开窍针法治疗脑卒中肩手综合征疗效观察［J］．四川中医，2017，35（10）：160-163.

［22］林卉，马铁明．针灸疗法治疗肩手综合征疗效的 Meta 分析［J］．针刺研究，2012，37（1）：77-82.

［23］黄春水，樊文朝，余安胜，等．八邪透刺配合康复训练治疗脑卒中后肩手综合征手肿胀疗效观察［J］．中国针灸，2017，37（2）：121-124.

（编者按：本文发表于《康复学报》2020 年第 4 期）

清开灵注射液合血塞通注射液治疗缺血性中风 31 例临床疗效观察

【摘要】对 31 例急性缺血性中风患者，应用清开灵注射液合血塞通注射液治疗（简称治疗组），同时采用随机对照，应用低分子右旋糖酐合川芎嗪注射液治疗（简称对照组）。结果显示，治疗组 31 例中基本痊愈 13 例，显效 8 例，有效 6 例，总有效率 87.10%；对照组 27 例中基本痊愈 6 例，显效 6 例，有效 5 例，总有效率 62.96%。经统计学处理 $P<0.05$，表明治疗组疗效优于对照组。

缺血性中风发病急，病情变化迅速，致残率高，严重危害人民的健康。我院内科病房于 1997 年 1 月至 1998 年 5 月对收治的缺血性中风急性期患者，用清开灵注射液合血塞通注射液进行治疗，取得了较满意的疗效。现将观察结果报道如下：

（一）临床资料

1. 一般资料

治疗组 31 例，对照组 27 例；既往有脑血管病者 12 例，原有高血压病史者 24 例，有冠心病者 15 例，有糖尿病史者 8 例。两组年龄、性别、病程情况见表 1。两组观察前各项指标对照无明显差异，具有可比性。

表 1　患者年龄、性别、病程情况

例数	性别		年龄 ($X \pm DS$)	病程（天） ($X \pm SD$)
	男	女		
治疗组 31	18	13	62.47 ± 11.98	2.38 ± t 1.41
对照组 27	16	11	59.55 ± 11.70	2.45 ± 1.37

2. 选例标准

按照 1990 年 3 月国家中医药管理局医政司印发的《中医内科急症诊疗规范第一辑（试行）》（以下简称《规范》）中医中风病急症诊疗规范进行诊断，头颅 CT 证实为脑梗死，发病到住院不超过 7 天的中风急性期患者做观察对象，并采用《规范》分项计分，于观察前后进行统计。

3. 头颅 CT 所见

治疗组 31 例患者中，多发性脑梗死 12 例，基底节脑梗死 7 例，脑叶梗死 5 例，腔隙性脑梗死 5 例，小脑梗死 1 例，内囊梗死 1 例。多发脑梗死中有 1 例合并脑出血，有 2 例有软化灶。对照 27 例患者中，多发性脑梗死 9 例，基底节脑梗死 5 例，脑叶梗死 5 例，腔隙性脑梗死 6 例，小脑梗死 1 例，内囊梗死 1 例，多发性脑梗死中有 2 例有软化灶。

4. 中医病类诊断、证候分类

依据证候、舌象、脉象按《规范》将所有患者进行病类诊断、证候分类。病类诊断分为中经络、中脏腑两大类：中经络 53 例，治疗组 28 例，对照组 25 例；中脏腑 5 例，治疗组 3 例，对照组 2 例。证候分类：风痰瘀血，痹阻脉络 26 例，治疗组 14 例，对照组 12 例；痰热腑实，风痰上扰 12 例，治疗组 6 例，对照组 6 例；肝阳暴亢，风火上扰 6 例，治疗组 3 例，对照组 3 例；风火上扰清窍 1 例，为治疗组；痰热内闭心窍 3 例，治疗组 2 例，对照组 1 例；痰湿蒙闭心神 1 例，为对照组；气虚血瘀 7 例，治疗组 4 例，对照组 3 例；阴虚风动 2 例，治疗组 1 例，对照组 1 例；元气败脱，心神散乱 0 例。

（二）治疗方法

1. 治疗组　清开灵注射液 400mL 加至 5% 葡萄糖注射液 500mL 中静脉滴注，每日 1 次；血塞通注射液 400mg 加至 5% 葡萄糖注射液 500mL 中静脉滴注，每日 1 次，14 天为一疗程。

2. 对照组　低分子右旋糖酐 500mL 中加入川芎嗪注射液 120mL 静脉滴注，每日 1 次，14 天为一疗程。

如出现颅压高者临时予以 20% 甘露醇 250mL 快速静脉滴注；合并感染者抗感染；有糖尿病者用生理盐水代替 5% 葡萄糖注射液或低分子右旋糖酐。如合并严重心、肾疾患或观察不足 2 周者，不纳入标准。

（三）治疗结果

按《规范》分别对精神状态、语言表达、上肢肩关节、上肢指关节、下肢髋关节、下肢趾关节、综合功能等项于观察前后计分，并按疗效评定标准分为恶化、无效、有效、显效、基本痊愈，结果见表 2。

表 2　两组疗效观察表

组别	基本痊愈	显效	有效	无效	恶化	总有效率 /%
治疗组	13	8	6	2	2	87.10
对照组	6	6	5	3	7	62.96

（四）讨论

中风病的基本病机为风、痰、瘀血、邪热阻滞经脉，蒙塞清窍，引起气血逆乱，多为本虚标实证。而在急性期以肝风邪热、痰湿、血瘀、腑实窍闭等标实症状突出。从 58 例患者证候分类可看出，有痰、热、瘀象者 49 例，占总数的 84.5%。故急性期尤应重视清热化痰，祛瘀通络，醒神开窍等治法的综合应用。清开灵注射液是根据古方安宫牛黄丸的组方原则经改制而成的一种新型注射剂，已广泛应用于临床，具有清热化痰、醒神开窍之作用。血塞通注射液是从三七中提取的三七总皂甙制剂，具有活血祛瘀之功效，两药合用，可使热清痰化，瘀消络通，从整体上纠正人体气血运行的紊乱，促进神明的恢复，使中风的病理状态迅速得到改善。治疗组 31 例，基本痊愈 13

例，显效 8 例，有效 6 例，总有效率为 87.10%；对照组 27 例，基本痊愈 6 例，显效 6 例，有效 5 例，总有效率 62.96%，经统计学处理，$P < 0.05$，清开灵注射液合血塞通注射液治疗缺血性中风急性期疗效明显优于对照组。实验研究证实清开灵注射液有抗血小板聚集作用，可促进脑坏死组织的吸收，能改善中风患者脑组织局部血液循环，减轻脑水肿，促进脑细胞的修复或增强脑组织对缺氧的耐受力；血塞通注射液能扩张脑血管和使脑血流量增加，抑制血小板聚集，降低机体耗氧，具有抗血栓和抗凝血作用。两药均为注射剂，具有适应证广、疗效好、试用于急救等特点，临床应用未发现明显毒副作用。

（本文发表于北京中医杂志 1998 年第 6 期）

附：学生读书心得

（一）读《少阳病》篇心得

随着临床工作的开展，我逐渐认识到自己的临床水平很一般。病人用了药物，没有明显的效果，或者是主诉症状没有解决，兼症稍微好一点，或者是主诉症状好一点，但兼症没有得到解决，总之症状不能彻底解除，这是什么原因？

一方面是经验不足，另一方面，我觉得是我们对疾病症状的理解可能和古人完全不同。如果对疾病内涵的理解和认识都不一样，又怎么能用人家留下的方子治愈疾病呢？

以《伤寒论》少阳病篇为例。少阳病的提纲证是口苦，咽干，目眩。教科书上说是邪气入于半表半里的部位，影响了少阳的枢机，经气不利，从而出现各种问题。典型症状有寒热往来，胸胁苦满，不欲饮食等。当时的学习方法就是死记典型症状，有这些症状了，就可以用小柴胡汤来进行治疗。老师也在课堂上说，这一系列症状，"但见一证便是，不必悉具"。但在临床上，完全按照小柴胡汤的症状出现的患者不是很多，有的患者单有一证，比如口苦，用小柴胡汤，却没有任何效果，反而有一点刻舟求剑的意思了。我就在想，少阳病究竟在说的是什么？是哪一类的疾病？半表半里到底是什么部位？

寒热往来，很多书上说是邪正相争，临床上看到有一阵冷、一阵热的病人。按照古书的记载，还有疟的出现，寒多热少，或者是热多寒少，不论哪一种情况吧，这是否是一种"风"象呢？

风的特点就是动而不居，善行数变。寒热往来应该可以理解为风。那么口苦、咽干、目眩呢？口苦是有热，风邪内乘可以郁而化热；咽干，风气胜则干；目眩更好解释了，无风不作眩啊。再翻开少阳病篇和散在其他篇目中的柴胡证，好像处处都是谈的"风"。第96条更是提到"伤寒五六日，中风，往来寒热，胸胁苦满，默默不欲饮食，心烦喜呕，或胸中烦而呕，或渴，或腹中痛，或胁下痞鞭，或心下悸，小便不利，或不渴，身有微热或咳者"。这里的中风二字，应该就解释为受了风邪。风邪在体内，由于其善动不居的性质，就决定了症状的复杂多样和反复出现的特点。症状虽然多，但是其中有一个共同的规律，都是风邪内干的结果。

那么柴胡剂的用意就在于祛风。很多的条文提到，前面用了一些方法，但没有效果，如果出现了柴胡证，就用柴胡剂。有"差后复发热"的，也用柴胡剂；有腹痛用小建中汤不好的，也用柴胡剂。这些条文，如果按照祛风来理解，都变得容易多了。什么少阳枢机不利，什么经气不利，其实就是风邪入体。人体很复杂，风也不愿意来，但是来了又无法自己离开，于是就在体内搞破坏，攻击人体虚弱的脏腑。哪里虚弱，哪里容易出问题，就出现了各种各样的症状。这样，用参、姜、草、枣来补中做好防守，用半夏来安抚胃气，使其不致上逆作呕，再用黄芩清风邪所化之热，让风邪少安勿躁，最后用柴胡开门，将风邪带走。

我觉得少阳证如果这样理解，就非常容易。太阳的寒和热，如果没有风邪的引领，怎么能够入里？又如何能够迅速变化呢？所以一定有风邪的参与。平时虽然总是在说风寒、风热，但是理解都太表浅了，在感冒初期说风，在后期以及其他的内科杂病却总是忽略风邪的存在，这样，柴胡剂就派不上什么用场了。

所以我觉得，能够通过患者的证候群，来迅速判断体内是否有风邪，这非常重要，这才应该是临床学习的重点，而不是着重于口苦、咽干、目眩，也只有这样，才能够扩大柴胡剂的适用范围。

（二）读《时病论》心得1——春温

第一卷：冬伤于寒春必病温

春时伏气有五：春温、风温、温病、温毒、晚发。

发病时间：大寒至惊蛰。

病机：冬受微寒，至春感寒触发。

分类：伏于肌肤、伏于少阴。

初起症状：头身皆痛，寒热无汗，咳嗽口渴，舌苔浮白，脉息举之有余，或弦或紧，寻之或滑或数。

治法：辛温解表为先。

用药：防风、桔梗、豆豉、杏仁、陈皮、桔梗、葱白。

想法：前两个症状都是寒邪在表的特点，直到出现口渴，脉沉取也有，说明不是单纯的伤寒，有伏气致病。临床可通过脉息沉取有力，并有口渴表现，判断有无伏气。

用药比较轻柔，虽然方药平淡无奇，但都是冲着调整患者气机去的。药味的选择上，防风、桔梗、豆豉、葱白、陈皮都味辛，都有发散的作用，杏仁宣降肺气，整个方子的药物都是在动着的，这就是古人说的药味轻灵中的"灵"吧。方子的本意是打开被闭郁的气机，祛除寒邪，同时让伏气出去。仔细想想，这个方子更多是示人以法，在真正的临床上，有伏气，并出现口渴，脉沉取或滑或数，说明寒邪有化热的趋势，病情的变化非常迅速，如果没有清热的药物，恐怕是难以全效的。过年的时候，去山里拜年，山里温度很低，在亲戚家坐了半个小时，出来就流涕不止，手脚冷，微恶寒，并无咽痛、口渴、发热等症状。回到家，爱人用葱白一把做了碗汤，我喝了几口，躺了一会儿，起来就精神许多，恶寒、流涕的症状完全好了，但是眼睛干痛，说明表寒已解，但是我平日身体素质属于内有虚热，阴血不足，用辛温发散，机体就容易出现伤损，要是有玉竹、百合之类的与葱白共煎就好了。

变证一：舌苔化燥，或黄或焦，是温热抵于胃。

治法：凉解里热法。

用药：芦根、豆卷、花粉、石膏、甘草。

想法：舌苔化燥，或少津。临床上，李祥舒主任医师见到这类患者就会问口干否？说明有津液不足，如果再加上色泽变化，是外感之邪入里化热，伤及气分。方子中的清热药物，芦根甘寒，豆卷甘平，天花粉甘微苦微寒，石膏辛甘大寒，甘草甘平。没有苦寒伤胃的药物，芦根中空，能够透邪外出，是君药。石膏味辛能散，也是气分的透药。大豆卷是黑豆所发，具有生发之性，也有外透的功能。花粉生津，甘草护胃，表面上看，是凉解里热，其实，所用的药物在清热的同时，大部分都具有外透的功能，体现了温病学的卫气营血传变理论，防的是热邪进一步内陷，故而用清加透法，祛邪的同时，使邪气能够外达，方药性甘寒，又不会伤损胃腑出现变证，真是十分精到。

变证二：舌绛齿燥，谵语神昏，是温热深踞阳明营分。

治法：清热解毒法。

用药：西洋参、麦冬、生地、元参、金银花、连翘、绿豆

想法：正如方后评语所讲，这一方其实是为温热成毒、伤损津液所设，是增液汤加上西洋参、金银花、连翘。按照卫气营血传变层次，温邪热毒传到营分，清热解毒的同时，还要养阴。药物以甘寒为主，连翘是苦寒的，用在这里除了清热解毒以外，因为性升浮，还有透散的作用"入营犹可透热转气"。包括上一个方子在内，用药都注意考虑到病情双向发展的可能性。比如凉解里热法，既用清热透邪的方法使病势逆传，又注意到了甘护胃气，防止病情恶化，向深层次传变。这里，邪至营分，既用清热解毒并"透热转气"的方法治疗，又用甘寒养阴的药物防止伤损津液，以免病情进一步恶化。真是步步用心。

只有一点不太懂，方中用绿豆三钱煎服，绿豆老百姓都说解药毒，在解机体毒热的同时有降低药性之虞。另外，绿豆解暑，时令性很强，像春温的

时段在大寒至惊蛰，是不是不太合适呢？

变证三：如有手足瘛疭，脉来弦数，是为热极生风。

治法：却热息风法。

用药：麦冬、生地、菊花、羚羊角、钩藤。

想法：养阴、息风并用。其实是羚角钩藤汤的加减，将原来的桑叶、白芍、甘草、茯苓、川贝、竹茹通通去掉，换成麦冬，加大了甘寒养阴的力度。另外，菊花有散的功效，羚羊角有透热的功效，还是在使伏邪外出。

变证四：如或昏聩不知人，不语如尸厥，此邪窜入心包。

治法：祛热宣窍法

用药：连翘、犀角、川贝母、石菖蒲、牛黄至宝丹。

想法：各种治法的应用目的均在于调整气机。邪入心包的重症，仍然用连翘的轻解，说明它的重要性。在疾病步步深入的各个阶段，都有连翘的身影出现，这个药物不但能清，还能宣解透散，而这个宣解透散，是被看作最重要的作用，在每一步治疗都有应用。却没有一味养阴的药物，这个时候重要的是"开邪闭"，养阴的药物阴寒质润，容易蒙蔽神明，所以没有用。

小结：到这里为止，春时伏气的第一篇——春温，就结束了。伏气温病的特点就在于患者发病时，体内有伏藏的邪气。如何判断呢？临床上，有的患者会说明病史——"冬伤于寒"的病史。如果患者不能说清病史，就在于脉象上，沉分或滑或数，还在于症状中，有口渴的症状，这是新感温病所不具备的特点。治疗上，无论是辛温解表，还是凉解里热，还是后面的清热解毒、却热息风、祛热宣窍诸法，都是在调整机体的气机。具体如何打开呢？表有寒邪，内未明显化热，就散寒，在打开机体的同时让伏邪外出，出现里热了，舌苔会变化，或黄或燥，在清热的同时，用透热外出的药物使伏邪外出，清热药物要注意用甘寒，保护津液，防止病情向深层次传变。凉解里热法、清热解毒法、却热息风法三者比较来看，从热入营分开始，就要注意加大养阴的力度，但是，到了邪闭心包，就不能用养阴的药物，以防止神明被蒙。从这几个方子来看，临床上能够常常用到的透邪外出的药物有：清热的连翘、芦根、石膏、羚羊角，温性或平性的桔梗、豆豉、葱白，有散的作用的清热的菊花和温性的防风、陈皮、杏仁，也能调理气机。气分口渴，可用天花粉生津。至于营分，阴液损伤较为明显，那么西洋参、麦冬、生地、元参均可应用。

（三）读《时病论》心得 2——风温

第一卷：冬伤于寒春必病温

发病时间：大寒至惊蛰。

病机：冬受微寒，至春感风触发。

分类：伏于肌肤、伏于少阴。

想法：这一篇大意是说，外感致病，两种人会有两种不同的表现。如果是劳苦大众，平时干活比较多的人，冬天受寒，邪气就"伏藏于肌腠"，得病会有一个变化过程，病势逐渐加重，由外至内。如果是肾虚之辈，就是"冬不藏精"之人，冬天受寒，邪气"伏藏于少阴""一病津液即伤，变证迭出"。中医干久了，一看到起病就咽干咽痛的，我就知道，这类人平时不怎么活动，养尊处优，懒得运动锻炼。一看到起病是头痛身痛怕冷，没有伤损津液的症状，说明平日活动量较大，也就是"劳苦之人"。人分出了类型，体质也就出来了，治疗方法也就会跟上。

初起症状：头痛恶风、身热自汗、咳嗽口渴、舌苔微白、脉浮而数。

治法：辛凉解表法。

方药：薄荷、蝉蜕、前胡、豆豉、瓜蒌壳、牛蒡子。

如有口渴，再加天花粉。

想法：薄荷、蝉蜕、豆豉、牛蒡子属于辛凉解表药物。《中药学》（1995年版）将前胡归为化痰药，实际上，前胡苦、辛、微寒，也有宣散风热的作用。瓜蒌壳书中没有详细说明，为什么用壳？可能是因为瓜蒌壳轻清，有止咳化痰清肺的功效，这一味药物还需要深入研究。全方药味轻灵，方后有一句话"无论有无伏气，均可先施"。其实，如果光是凭着恶风、热、渴、汗、咳嗽症状，没有脉象上的特殊性，是很难分辨有无伏气的。反正是外感风邪了，只要将表打开，新邪伏气可以一起出去，就不用在乎是新邪还是伏气了。这个时候解表的方法还是与春温有别，春温是寒邪触动，所以辛温解表；风温是风邪触动，所以辛凉解表，至于以后的变证，只要邪气内陷，变化过程都是一样的，卫气营血传变，所以作者说"倘或舌绛苔黄、神昏谵语、手足瘛疭等证之变，皆可仿春温变证之法治之"。

风温这一篇，还有一句最最重要的话"凡有一切温热，总宜刻刻顾其津液，在阴虚者，更兼滋补为要耳"。医院里有个小护士，一起病就咽痛，低热，一次，她来找我看。舌苔薄，不满布，舌质略暗，脉细，我想她总是值夜班，属于冬不藏精之人，又不愿意吃汤药，我就告诉她，用百合、银耳、白梨、山药熬水喝，一次就好了八成。我丈母娘感冒咳嗽，痰多，一周，吃了消炎药物、止咳药物，就是不好，精神很差，我给她开了3剂汤药，因为我见她平日里除了简单家务，不怎么劳作，上次骨折恢复了大半年都没好利索，果断判断她是虚人，根据"虚人伤寒建其中"的原则，我在方子里面用了党参，结果她好的很快。今天读到这里，我觉得真是这样，阴虚的人感冒，不能顾忌所谓的养阴的药物会敛邪，一定要应用适当的养阴药物予以治疗，气虚的人也是如此。记得上大学的时候，不知道读什么书看到咳嗽忌用参的说法，现在想起来，这参还不是绝对的禁用，要看什么人，什么情况。竹叶石膏汤中也有参啊，在热病后期，"虚羸少气，气逆欲吐"的时候，正是有参，有甘草来扶正，才恢复得更快。

（四）读《时病论》心得3——温病

第一卷：冬伤于寒春必病温

发病时间：春分至立夏。

病机：冬受寒气，伏而不发，久化为热，必待来年春分之后，天令温暖，阳气弛张，伏气自内而动，一达于外，表里皆热。

初起症状：口渴引饮，不恶寒而恶热，脉形愈按愈盛。

想法：此处的症状有口渴，恶热，脉愈按愈盛，很有特点。患者没有表证，口渴和脉沉分有力说明有伏气致病。作者特意强调了，此处不能辛散，因为在表没有寒也没有风。联想到风温一病，也是伏气致病，但是症状中只有口渴可以作为伏气的特点，其他从脉形上或是其他症状上并看不出有伏气的特点，只能询问病史了，好在都用辛凉解表，治疗方法上没有区别。

治法：

证型一：初起无汗者，只宜清凉透邪法。

方药：芦根、石膏、连翘、竹叶、豆豉、绿豆衣。

想法：方后的评语是"无汗宜透邪，有汗宜保津，一定之理也。凡清凉之剂，凉而不透者居多，惟此法清凉且透"。无汗宜透邪，麻黄汤就是风寒无汗，当然要用麻黄表散风邪，打开肌表，让邪气有出路。至于透，是温病学派特有的说法，与麻黄的直接门窗大开不同，透字有一个动态的过程，有层次感，又不是那么粗野鲁莽，是一种从内而外的引动，最适用于描述伏气自体内而出的过程。有汗宜保津，汗出津液伤损，必然要以存津液为先。桂枝汤中的芍药、甘草酸甘化阴，也是这个道理。此处患者已经口渴身热，本有伤津之虞，如果再误用麻黄、桂枝开体表的肌腠，会变证百出，严重伤损机体津液，万万不行，但如果用白虎汤清热止渴呢？虽然患者是热渴的外部表现，但是所受的伏气是寒邪，于去年冬天藏于体内，如果用大寒的白虎汤去清热，而肌表关闭，则白虎的寒气和伏邪寒气很有可能在体内相互裹挟，使症状加重。既不能开，也不能一味清热，只能用透邪外出的办法，清的同时，给邪气以出路。所以作者说"只宜清凉透邪法"。

清凉透邪法，是表无风寒之邪，虽然是热渴并在，但是与白虎汤的纯一无二的热渴又不同，热渴的背后还有一个伏气，所以只能用清透法，因为没有表邪，所以与辛凉解表法又有不同了。

作者说清凉之剂，凉而不透者居多，我倒以为这是在讽刺很多的时医，治病时不知道伏气新感，盲目用药，和现在咽痛就吃蓝芩口服液是一样的。如果中医来看，咽痛很有可能是新感风热，或是风温伏气为患，那么应该用辛凉解表法治疗，宜乎宣散，蓝芩口服液中的成分是板蓝根、黄芩、栀子、黄柏、胖大海。套用作者的话说，就是只是清，清而不宣，清而不透，所以很多人吃蓝芩口服液是没有效果的，或者有一点效果，但是不彻底，最后落下咽炎的隐患。用这个观点分析，双黄连倒是很适合，双花、连翘能够透热外出，就是黄芩一味苦寒，如果是脾胃虚弱的人，吃了可能会不舒服。

注意到，在春温初起证中，辛温解表药，用到了豆豉，在风温初起中，辛凉解表药，又用到了豆豉，在清凉透邪法中，又用到了豆豉，两个三钱，一个四钱，说明作者并不在乎豆豉的寒热属性，而是在乎它的宣散功能。豆豉本身作为食物，没有特别明显的寒热属性，中药书上说用桑叶、青蒿发酵过的性质偏寒，用麻黄、苏叶发酵过的性质偏温，可我去药房看，药工也没有说清楚我们现在的淡豆豉饮片是用什么发酵过的，此处应该留心。

方中的清透药物，和春温变证中所用相同——连翘，石膏，芦根，加上宣散的豆豉，加上竹叶和绿豆衣。绿豆衣是绿豆的种皮，有发散作用。竹叶轻清升浮，能够清透邪气。竹叶石膏汤中，也用到了竹叶，现在一想，可能就是热病后期余邪未尽的时候，用竹叶的轻清宣透来除掉机体余下的邪气。石膏辛甘大寒，味辛有发散的作用，作者说石膏是"气轻透药"，整个方子一共六味药，表面上看不出什么，但是每味药物都有透散的功能，都有一个动态的相，真是经典啊！

证型二：有汗者，清热保津法。

方药：连翘、天花粉、石斛、生地、麦冬、参叶。

想法：清热保津，但是不能单纯地清热保津，如果伏气没有外出怎么办？所以必须加上透邪的药物，一个透字，我想，就是温病的精髓了，只要有伏气，就永远要想到透。所以用连翘以透解。天花粉是保津的，石斛一味，甘寒于此证符合，归胃肾，不但滋养胃阴，同时还要照顾肾阴，未病防变的思想体现出来了，生地是心肝，麦冬是肺胃，如果用元参代替石斛，似乎也无不可，就是养胃阴的药物就会明显减少了。

证型三：如脉象洪大而数，壮热谵妄，此热在三焦也，宜以清凉荡热法。

方药：连翘、西洋参、石膏、甘草、知母、粳米、生地。

想法：从方药来看，就是白虎加参汤加味。因为有伏气，所以用连翘以透邪，白虎加参清热养阴。为防止壮热灼阴，伤及下焦阴液，用生地以护下焦阴液。此处没有提到是否有汗，根据仲景白虎汤的大热大渴大汗脉洪大（四大）症状，此处患者应有大汗出，否则如果肌表闭郁，无汗的话，是不可能用白虎汤直清内热的，也不可能用到西洋参来保护津液。

证型四：倘脉沉实，而有口渴谵语，舌苔干燥，此热在胃腑也，宜用润下救津法。

方药：熟大黄、元明粉、粉甘草、元参、麦冬、生地。

想法：此处用的就是增液承气汤，或者说增液汤和调胃承气汤的合方。舌苔干燥，前面在春温变证中提到过，"舌苔化燥者，是温热已抵于胃"，此处的舌苔干燥，也说明热在胃。脉沉实，应用下法。脉浮，就用汗法解表；脉沉，就用下法清里，因势利导。

（五）读《时病论》心得4——温毒

第一卷：冬伤于寒春必病温

发病时间：春分至立夏。

病机：由于冬令过暖，人感乖戾之气，至春夏之交，更感温热，伏毒自内而出，表里皆热；或是风温、温病、冬温，误用辛温之剂，以火济火，亦能成是病。

初起症状：其脉浮沉俱盛，其证心烦热渴，咳嗽喉痛，舌绛苔黄。

治法：清热解毒法加甘草、桔梗治之。

温热毒邪发斑，斑的各种颜色代表证情不同：红轻紫重黑危鲜红吉。

治法：当其欲发未发之际，用清凉透斑法治之，如斑发出，神气昏蒙，加犀角、元参治之。

方药：石膏、甘草、银花、连翘、芦根、豆卷、荷叶。

想法：此处选择荷叶，也是取其轻透之意。芦根、豆卷、石膏、银翘、荷叶都是透药。

温热之毒发于肌肉为斑，属阳明，发于皮毛为疹，属太阴。

当其欲发未发之时，用辛凉解表法，加生地绿豆衣治之。

此处绿豆衣是以皮行皮，发越皮毛中毒气，用辛凉解表。温热之毒发于耳前后，属少阳分野，为发颐；温热之毒上窜于喉，则成喉痹，均用清热解毒法佐以引经及对症药物治疗。

（六）读《时病论》心得5——晚发

第一卷：冬伤于寒春必病温

发病时间：清明之后，夏至之前。

病机：冬受微寒，当时未发，发于来年清明之后，夏至以前，较诸温病晚发一节。

初起症状：头痛发热，或恶风恶寒，或有汗无汗，或烦躁，或口渴，脉来洪数是也。

治法：宜当先辨其因寒因风而触发者，始可定辛温辛凉之法治之。但其曩受之伏寒，必较温热之伏气稍轻，峻剂不可孟浪。

想法：根据书中所述，辨别晚发的手段就是发病时间。冬受微寒，在来年清明之后，夏至以前发作，就是晚发。至于初起症状，没有什么特殊性。"但其曩受之伏寒，必较温热之伏气稍轻，峻剂不可孟浪"的意思是说，与伏暑（夏令伏暑发于秋）的温热伏气相比，晚发的伏寒性质程度都比较轻微，要用轻灵的药物将其透发出来，如抽丝剥茧一般，不能用重剂，否则病必不除。如果没有表证，按照温病处理就可以，就是清凉透邪法。

（七）对杏仁的认识

读《时病论》，第一法是辛温解表法，治疗春温初起、风寒寒疫等症，用防风、桔梗、杏仁、陈皮、豆豉、葱白。心里有疑惑。为什么会选用杏仁？药物和药物之间有什么相互关系和作用？虽然方后有解释，但并不是从心里真正了解。直至我读到清宣温化法，才恍然。杏仁是苦温的药物，温性药物里面，能够宣开肺气的，恐怕没有几个，如麻黄、桂枝、苏叶、荆芥之属，以上这些，虽能够发散风寒，但是药性偏燥，偏于猛烈，而杏仁属于温而不燥的那种。像春温，这种伏气为病，药物的选择上颇有讲究，一定要开透肌表，让邪气从容出来的同时，还不能够伤损阴液，这样风燥伤液的药物就不适合了。

另外，如果以热为主，用杏仁也是不合适的，因为杏仁属于苦温的药物，所以后面的凉解里热法、清热解毒法、辛凉解表法、清凉透邪法等均没有用到杏仁。苦温平燥法中君药是杏仁，是用于秋燥证，当然，《时病论》中提到，燥属于阴邪，"初患燥气，属凉拟法"。记得学过的温燥和凉燥证，用的是杏苏散和桑杏汤，也都有苦温的杏仁。其中，凉燥用杏苏散，主要以温散为主，温燥用桑杏汤，杏仁与大队的寒性药物一起，在这里只起到宣开气机的作用。

再有，三仁汤，其中君药是杏仁。三仁汤的主证是"湿重于热之湿温病。可见的症状有：头痛恶寒，身重疼痛，胸闷不饥，午后身热，面色淡黄，舌白不渴，脉弦细而濡"。湿温病在《时病论》中也有描述，湿温与湿热还有不同，温为热之渐，"是湿邪踞于气分，酝酿成温，尚未化热，不比寒湿之病，辛散可廖，湿热之病，清利乃解耳。"这个时候最需要做的是宣畅气机，杏仁就是这样的一个药物。

最后，想到了麻杏石甘汤。原文是："下后（发汗后），不可更行桂枝汤，汗出而喘，无大热者，可与麻黄杏仁甘草石膏汤。"这个时候，已经发汗，不可更行桂枝汤，说明已没有了表证，另外汗出而喘，不适合用桂枝汤，因为喘是邪气入里迫肺的表现，邪气化热，要在清里热的同时，打开门户，用麻黄，另外透邪出表，还是需要杏仁的。我认为此处用到杏仁，还是起到了宣畅气机、透邪出表的作用。

总结一下，杏仁苦温不燥，长于宣畅气机，药味轻，性能宣散，非常符合"治上焦如羽，非轻不举"的理论，能够帮助邪气外散。寒邪为主最为适宜，如果以内热为主，需慎用。

（八）桂枝加附子汤证思考1

原文：

桂枝去芍药汤证：太阳病，下之后，脉促胸满者，桂枝去芍药汤主之。

若微寒者，去芍药方中，加附子汤主之。

思考：

汗吐下均会伤损机体阳气。阳气不足都从中上二焦开始，渐至下焦。从胸满一证，说明机体的中上二焦阳气开始不足。芍药味酸养阴，于阳气不足不利，故而去之，这是很明白的。

光有脉促、胸满的症状不足以判定为阳气不足，必须有其他的并发症状辅助判断。而仲景是通过病机来判断的：下后自然阳气虚馁。不光是这个条文，其上的桂枝加附子汤也是通过发汗后这一病机来分析的，可见仲景对于病机的重视和依赖。

脉促是什么样的一个脉象状态？值得思考。是否与《濒湖脉学》中提到的促脉相同？促脉是虚脉吗？

后面的那个条文"若微寒者，加附子汤主之"，说明阳气虚馁的程度更严重了，已经到达下焦，故用附子以温养肾中阳气。

如果将两个条文放在一起，就看出脉促胸满，可以进一步认为是心阳不足，药后不解，仍有微寒，说明阳气虚馁的进一步加重，从心阳到肾阳，逐层浅深。

从这两个条文看，仲景确实是在识证辨证方面达到了很高的水平，包括从病机来判断病性，从症状来判断疾病的浅深，并且采取相应的策略，是相当高明的。

（九）桂枝加附子汤证思考2

原文：桂枝加附子汤证：太阳病发汗太过，汗出遂漏不止，其人恶风，小便难，四肢拘急，难以屈伸者，桂枝加附子汤主之。

思考：桂枝加附子汤方药组成就是桂枝汤原方加入若干的附子。从症状上看，桂枝证即有太阳病汗出恶风的表述。现在，在此基础上，又增添了一些症状：汗出遂漏不止，小便难，四肢拘急，难以屈伸。这一系列症状一定与附子的作用有关。附子温肾阳，补肾气。气在人体有固摄津液的作用，气虚则汗出不止。文中提到一个漏字，体现了气虚的严重程度，一般的气虚都是肺脾气虚为主，涉及中上二焦，如果是严重的虚弱，就可能会导致肾气不足。另外两个支持点一是小便难，肾司二便，小便难说明肾气不足，阳道不利，肾阳虚也沾边了；二是四肢拘急，难以屈伸，这是气血不利的典型症状，气虚即会导致。那么附子在这里就是起到了补肾气、温肾阳的作用。张仲景的想法可能是这样：太阳病，本有桂枝证，再加上患者素体肾阳不足，或者服药发越太过，导致肾气受损，出现汗出漏不止的系列症状，用桂枝加附子汤治疗。

进一步联想：二仙汤是治疗更年期综合征的妙方，其系列症状中就有汗出一症，方中淫羊藿、仙茅的应用就是从肾阳、肾气着眼的。

再进一步联想：肾气不足，除了漏汗以外，还有其他症状，也是以水液不摄为主。如金匮肾气丸的附子与肉桂就是温补肾气，治疗小便不利，遗精早泄。

缩泉丸中的益智仁、山药，也具有温补肾气的作用，治疗肾气虚寒、遗精滑精、遗尿尿频。

再进一步联想：气的功能有固精、缩尿、摄唾、止汗、止带等，那么中药中，能够具有以上功能的，都具有益气的功效。

（十）读《举痛论》心得

黄帝问曰：余闻善言天者，必有验于人；善言古者，必有合于今；善言人者，必有厌于己。如此，则道不惑而要数极，所谓明也。今余问于夫子，令言而可知，视而可见，扪而可得，令验于己而发蒙解惑，可得而闻乎？岐伯再拜稽首对曰：何道之问也？帝曰：愿闻人之五脏卒痛，何气使然？岐伯对曰：经脉流行不止，环周不休，寒气入经而稽迟，泣而不行，客于脉外则血少，客于脉中则气不通，故卒然而痛。帝曰：其痛或卒然而止者，或痛甚不休者，或痛甚不可按者，或按之而痛止者，或按之无益者，或喘动应手者，或心与背相引而痛者，或胁肋与少腹相引而痛者，或腹痛引阴股者，或痛宿昔而成积者，或卒然痛死不知人有少间复生者，或痛而呕者，或腹痛而后泄者，或痛而闭不通者，凡此诸痛，各不同形，别之奈何？

心得体会：卒然而止，可见于神经痛；痛甚不休可见于内脏炎症等；痛甚不可按，可见于肠梗阻；按之而痛止，可见于岔气；按之无益，可见于筋膜肌肉痛；喘动应手，心背相引，可见于心绞痛或心梗；腹痛引股，可见于睾丸扭转；猝然痛死者，可见于心梗。

岐伯曰：寒气客于脉外则脉寒，脉寒则缩踡，缩踡则脉细急，细急则外引小络，故卒然而痛，得炅则痛立止；因重中于寒，则痛久矣。寒气客于经脉之中，与炅气相薄则脉满，满则痛而不可按也。寒气稽留，炅气从上，则脉充大而血气乱，故痛甚不可按也。寒气客于肠胃之间，膜原之下，血不得散，小络急引故痛，按之则血气散，故按之痛止。寒气客于侠脊之脉，则深按之不能及，故按之无益也。寒气客于冲脉，冲脉起于关元，随腹直上，寒气客则脉不通，脉不通则气因之，故喘动应手矣。寒气客于背俞之脉则脉泣，脉泣则血虚，血虚则痛，其俞注于心，故相引而痛，按之则热气至，热气至则痛止矣。寒气客于厥阴之脉，厥阴之脉者，络阴器系于肝，寒气客于脉中，则血泣脉急，故胁肋与少腹相引痛矣。厥气客于阴股，寒气上及少腹，血泣在下相引，故腹痛引阴股。寒气客于小肠膜原之间，络血之中，血泣不得注于大经，血气稽留不得行，故宿昔而成积矣。寒气客于五脏，厥逆上泄，阴气竭，阳气未入，故卒然痛死不知人，气复反则生矣。寒气客于肠胃，厥逆上出，故痛而呕也。寒气客于小肠，小肠不得成聚，故后泄腹痛矣。热气留于小肠，肠中痛，瘅热焦渴则坚干不得出，故痛而闭不通矣。

心得体会：此段阐述了具体病机所致的疼痛发生特点。寒邪致痛者多，热邪致痛，只有肠中痛一条。现在临床中热痛虽然不止一条，但是少于寒邪致痛，大多数治疗都需要温通经脉以达成止痛目的。临床行医诊脉中应多总结，且根据疼痛的不同表现来判断病因病机，内服药物结合外用，效果更佳。

帝曰：所谓言而可知者也，视而可见奈何？岐伯曰：五脏六腑固尽有部，视其五色，黄赤为热，白为寒，青黑为痛，此所谓视而可见者也。帝曰：扪而可得，奈何？岐伯曰：视其主病之脉，坚而血及陷下者，皆可扪而得也。帝曰：善。余知百病生于气也。怒则气上，喜则气缓，悲则气消，恐则气下，寒则气收，炅则气泄，惊则气乱，劳则气耗，思则气结，九气不同，何病之生？岐伯曰：怒则气逆，甚则呕血及飧泄，故气上矣。喜则气和志达，荣卫通利，故气缓矣。悲则心系急，肺布叶举，而上焦不通，荣卫不散，热气在中，故气消矣。恐则精却，却则上焦闭，闭则气还，还则下焦胀，故气不行矣。寒则腠理闭，气不行，故气收矣。炅则腠理开，荣卫通，汗大泄，故气泄。惊则心无所倚，神无所归，虑无所定，故气乱矣。劳则喘息汗出，外内皆越，故气耗矣。思则心有所存，神有所归，正气留而不行，故气结矣。

心得体会：疼痛不止与寒热、脏腑、气血等相关，此处重点阐述了情志与疼痛的关系，这和现代临床常见问题很吻合，任何疾病的治疗都需要情志的配合才能"药"半功倍。

（十一）肾着方义

《金匮要略·五脏风寒积聚病脉证并治》：肾着之病，其人身体重，腰中冷，如坐水中，形如水状，反不渴，小便自利，饮食如故，病属下焦，身劳汗出，衣里冷湿，久久得之，腰以下冷痛，腹重如带五千钱，甘姜苓术汤主之。

其意为患肾着病，出现身体沉重，腰部寒冷，如坐在水中，好像是水气病，但口不渴，小便通利，饮食正常，此病属于下焦病，主要是因身体劳动出汗，导致衣服冷湿，久而久之便得此病，腰部以下寒冷、疼痛，腹部沉重得像带五千铜钱一般，应当服用甘姜苓术汤治疗。

《金匮要略心典》：肾受冷湿，着而不去，则为肾着。身重，腰中冷，如坐水中。腰下冷痛，腹重如带五千钱，皆冷湿着肾，而阳气不化之征也，不渴，上无热也，小便自利，寒在下也，饮食如故，胃无病也，故曰病属下焦。身劳汗出，衣里冷湿，久久得之，盖所谓清湿袭虚，病起于下者也，然其病不在肾之中脏。而在肾之外腑，故其治法，不在温肾以散寒，而在燠土以胜水。甘、姜、苓、术，辛温甘淡，本非肾药，名肾着者，原其病也。

甘草　白术（各二两）　干姜　茯苓（各四两）

李祥舒主任医师很喜欢用这个经方，但是只取其方义，作为整方的论调基础。李祥舒主任医师认为：经方当取其方义，而不能墨守成规。现代人得病较为复杂，很少单一病机，故很多病人不能只用经方治疗，该认准病机，糅合经方，君臣佐使，整合一体，配伍使用，离不开四部经典，又不能拘泥于四部经典，方方面面都要照顾到，使整个方子像一个单位的领导班子一样，有主管者，有宣传者，有策划者，有执行者，有调剂者。

（十二）关于诸躁狂越、皆属于火的心得

"诸躁狂越，皆属于火"为病机十九条中的经典名句。李祥舒主任医师认为病机十九条很关键，虽然有些不能用现代临床具体解释，但是蕴含着很多古人的智慧，而且要读通、读透、举一反三。此条是指"躁""狂越"，病因为"火"。躁与狂越均由心神失治所致。躁者自觉烦躁不安，神志不昧，其证尚浅；狂越者，昏狂无制，或登高而歌，或弃衣而走，病已危笃。躁与狂越皆系热扰心神、神明失治所致。临床中常见外感热病出现躁狂越症状者，躁证多见于气分无形热盛与阳明实热证中，为热扰心神之轻者，表现为神情烦躁，躁动不安，有时谵语而问之能答，应用辛凉重剂以清热，或投通腑泻实以泄热，热清则神安，自然告愈。狂者多见于邪陷厥少之候，热伤营阴，邪热炽盛，内陷心包，神明被扰，神识昏昧，胡言谵语，甚者登高而歌，弃衣而走，或伴肢痉项强，治用清营汤加吞安宫牛黄丸之类，以挽危急。此为热扰心神之极者，故曰"皆属于火"。

1. 外邪郁闭致烦躁

《伤寒论》第 38 条"太阳中风，脉浮紧，发热恶寒，身疼痛，不汗出而烦躁者，大青龙汤主之"，此条是太阳中风，不得汗出，阳气内郁而致的烦躁。虽经发汗，但汗出不彻亦可导致阳气内郁致其症。烦躁可知内有里热，此热因外寒郁遏，阳气不得宣通，郁而化热所致。诸躁狂越，皆属于火，故在祛除表寒之剂中加入辛寒的石膏，以清里热。

大青龙汤：麻黄六两去节，桂枝二两去皮，炙甘草二两，杏仁四十枚，生姜三两，大枣十枚，石膏如鸡子大。

2. 瘀热互结膀胱之狂躁

《伤寒论》第 108 条"太阳病不解，热结膀胱，其人如狂，血自下，下者

愈。其外不解者，尚未可攻，当先解其外；外解已，但少腹急结者，乃可攻之，宜桃核承气汤"。

桃核承气汤：桃仁五十两，去皮尖，大黄四两，桂枝二两去皮，炙甘草二两，芒硝二两。

（1）金·成无己《注解伤寒论》：太阳，膀胱经也。太阳经邪热不解，随经入腑，为热结膀胱，其人如狂者，为未至于狂，但不宁尔。经曰：其人如狂者，以热在下焦，太阳多热，热在膀胱，必与血相搏，若血不为蓄，为热迫之则血自下，血下则热随血出而愈。若血不下者，则血为热搏，蓄积于下，而少腹急结，乃可攻之，与桃核承气汤，下热散血。

（2）清·吴谦《医宗金鉴》：太阳病不解，当传阳明，若不传阳明而邪热随经，瘀于膀胱荣分，则其人必如狂。如狂者，瘀热内结，心为所扰，有似于狂也。当此之时，血若自下，下者自愈，若不自下，或下而未尽，则热与瘀血，下蓄膀胱，必少腹急结也。设外证不解者，尚未可攻，当先以麻黄汤解外；外解已，但少腹急结痛者，乃可攻之，宜桃核承气汤；即调胃承气加桃核，所以攻热逐血也。热入而犯血分，血蓄不行，热与血结者，谓之犯荣分之里，桃核承气汤证也。

3. 热扰胸膈，气机不畅致烦躁

《伤寒论》第76条"发汗吐下后，虚烦不得眠……"及第77条"发汗若下之，而烦热胸中窒者"均以"栀子豉汤主之"。从发汗吐下后和用栀子豉汤主之可以看出，其病机为余热未尽，留扰胸膈，气机不畅，烦躁是邪热内扰胸膈所致。

栀子豉汤：栀子十四个，香豉四合。

4. 热炽津伤，内扰神明致烦躁

《伤寒论》第168条"……热结在里，表里俱热，时时恶风，大渴，舌上干燥而烦，欲饮水数升者，白虎加人参汤主之"，第169条"伤寒无大热，口燥渴，心烦……白虎加人参汤主之"。从上述的"热结在里，表里俱热"及"口燥渴"可以推断出热炽津伤、上扰神明是致烦躁之因。

白虎加人参汤：知母六两，石膏一斤，碎，炙甘草二两，人参二两，粳米六合。

5. 邪热内传营分，耗伤营阴所致

温热之邪由气分传入营分，热伤营阴，而气分之邪尚未尽解者，《温病条辨》之清营汤主之。临床应用于身热夜甚、烦躁不眠、时有谵语、身见斑疹、口渴欲饮、苔黄质干绛者。

清营汤：犀角十钱（30g），生地黄五钱（15g），元参三钱（9g），竹叶心一钱（3g），麦冬三钱（9g），丹参二钱（6g），黄连一钱（3g），银花三钱（9g），连翘二钱（6g）。

6. 痰火结聚所致发狂

发作刚暴，骂詈不避亲疏，甚则登高而歌，弃衣而走，逾垣上屋，此痰火，生铁落饮主之。本方是根据《素问》生铁落饮加味而成，功能镇心坠痰，清心安神，开窍定志，主治痰火上扰之狂躁不宁、喜怒无常、骂詈歌号、爬墙上屋、不识亲疏、摔器毁物等多火狂证，出自清代名医程钟龄所著《医学心悟》。

生铁落饮：天门冬去心、麦门冬去心、贝母各三钱（9g）、胆星、橘红、远志肉、石菖蒲、连翘、茯苓、茯神各一钱（3g），元钩藤、丹参各一钱五分（5g），辰砂三分（1g），生铁落（50g）。

7. 邪热内陷心包所致高热躁狂

热闭心包，必扰神明，故高热烦躁、神昏谵语。"温邪内陷之证，必有黏腻秽浊之气留恋于膈间"（《成方便读》），邪热夹秽浊蒙蔽清窍，势必加重神昏；舌为心窍，热闭窍机，则舌謇不语；热闭心包，热深厥亦深，故伴见手足厥冷，是为热厥。

安宫牛黄丸：牛黄一两，郁金一两，犀角一两，黄连一两，朱砂一两，梅片二钱五分，麝香二钱五分，真珠五钱，山栀一两，雄黄一两，金箔衣、黄芩各一两。

（1）《温病条辨》：牛黄得日月之精，通心主之神；犀角主治百毒、邪鬼、瘴气；真珠得太阴之精，而通神明，合犀角补水救火；郁金草之香，梅片木之香，雄黄石之香，麝香乃精血之香，合四香以为用，使闭固之邪热温毒深在厥阴之分者，一齐从内透出，而邪秽自消，神明可复也；黄连泻心火，栀子泻心与三焦之火，黄芩泻胆、肺之火，使邪火随诸香一齐俱散也；朱砂补心体，泻心用，合金箔坠痰而镇固，再合真珠、犀角为督战之主帅也。

（2）《成方便读》：热邪内陷，不传阳明胃腑，则传入心包。若邪入心包，则见神昏谵语诸证，其势最虑内闭。牛黄芳香气清之品，轻灵之物，直入心包，僻邪而解秽；然温邪内陷之证，必有黏腻秽浊之气留恋于膈间，故以郁金芳香辛苦，散气行血，直达病所，为之先声，而后芩连苦寒性燥者，祛逐上焦之湿热；黑栀清上而导下，以除不尽之邪；辰砂色赤气寒，内含真汞，清心热，护心阴，安神明，镇君主，僻邪解毒。

8. 瘀热内结所致癫狂

张景岳在《景岳全书·杂证谟》认为"凡狂病多因于火"，王清任在《医林改错·癫狂梦醒汤》则提出"癫狂一症。哭笑不休，詈骂歌唱，不避亲疏，许多恶态，乃气血凝滞。脑气与脏腑之气不接，如同作梦一样"，明确提出因瘀致狂学说，故瘀热与痰火内结为癫狂病机所在。

癫狂梦醒汤：桃仁八钱（24g），柴胡三钱（9g），香附二钱（6g），木通三钱（9g），赤芍三钱（9g），半夏二钱（6g），腹皮三钱（9g），青皮二钱（6g），陈皮三钱（9g），桑皮三钱（9g），苏子四钱（12g），研，甘草五钱（15g）。

9. 阳明腑实证致烦躁谵语

《伤寒论》第 210 条指出"实则谵语，虚则郑声"。谵语是意识不清时所发之妄言乱语，声高气扬，常见于实热证，因热扰神明所致。阳明腑实证，因热致燥，燥屎内结，而又使热不得从下而泄，两者互为因果，使燥热更甚，上扰神明，以致谵语。《伤寒论·阳明》篇论腑实证治之条文如第 212 条、213 条、214 条、215 条、217 条、220 条，均有谵语，故火热所致烦躁谵语当与承气汤泻下通便，荡涤实热。

大承气汤：大黄四两，厚朴半斤，枳实五枚，芒硝三合。

小承气汤：大黄四两，厚朴二两，枳实三枚。

调胃承气汤：大黄四两，芒硝半升，炙甘草二两。

（十三）关于"昼不精夜不暝"的心得

李祥舒主任医师带教时，很喜欢问的问题之一，就是"为什么老年人昼不精夜不暝"？学生经常背诵原文，但却不能结合临床理解。

《灵枢·营卫生会》云："荣卫之行，不失其常，故昼精而夜暝。"若营卫不和，循行失常，则会导致"昼不精，夜不暝"的紊乱状态，即为失眠。失眠即"不寐"，是因为阳不入阴所引起的以经常不易入寐为特征的病症。轻者入寐困难，或寐而易醒，或醒后不能再寐，亦或时寐时醒等，严重者则整夜不能入寐，白天常伴有焦虑、抑郁、心悸、头晕、健忘、多梦、心烦等表现。现代社会失眠发病率高，已经成为许多国家广泛关注的社会公共卫生问题。

"昼精而夜瞑"是人类的生存状态，这一理论直接来源于《内经》中对正常人体昼夜行为的描述。《灵枢·营卫生会》说："壮者之气血盛，其肌肉滑，气道通，营卫之行，不失其常，故昼精而夜瞑。"青壮年身体素质、各种生理功能和机体抵御外邪的能力均处于最佳时期，故《内经》把青壮年的昼夜行为提出来，作为正常人体的昼夜状态标准。"昼精"是指白天机体的精力、感知觉、记忆、思维、意志、情绪及体力保持最佳；"夜瞑"是指夜间意识的消失、感知的减弱和身体的放松等，也即进入"可以唤醒的死亡"般的佳境。《医学原始》对"昼精而夜瞑"的状态进行了描述："寤者，乃觉性解释外官，使能各适其用也。寐则反是，即觉性之敛束五官。令其宁静休养，聚其既疲之力也……寐则五官皆以束缚，不能适其用。止言五官，不言四职者，盖内脏之用，不必束缚，当其寐中，内职作用不停，所梦是也。"白天与自然界发生直接联系的各种器官充分发挥各自的功能，并进行有目的的工作、劳动，此即为"昼精"；夜晚这些器官则收敛其功能，暂时处于宁静状态，此即为"夜瞑"。《内经》所说的"昼不精夜不瞑"，主要指老年人肌肉枯，气道涩，五脏之气相搏，其营气衰少而卫气内伐所致。

复习古代文献可以发现，在把"不寐"作为一个明确的疾病论治之前，其只是紊乱状态的一个症状。《中藏经·论胆虚实寒热生死逆顺脉证之法》和《中藏经·论心脏虚实寒热生死逆顺脉证之法》认为"胆病"或"心病"患者昼夜状态都存在紊乱，其精神、情绪、思维等的改变与失眠是并列关系，失眠只是紊乱状态的组成部分。后世医籍虽然将"不寐"病名单列，但并没有与其他病证完全割裂，如《问斋医案》记载："怔忡、惊悸、汗眩、饥嘈、不寐乃一体之病。"

《内经》认为睡眠，即"寐"，是人体顺应自然界昼夜变化的一种生理性调节行为，而这种调节行为主要是卫气有规律地出阳入阴、营卫协调运行的结果，所以对于失眠患者最重要的是通过人体自身的调节机制，使卫气的出阳入阴形成良好的昼夜循环规律，从而使"昼精而夜瞑"。相对正常的"昼精而夜瞑"的睡眠而言，失眠患者表现的"昼不精，夜不瞑"的紊乱状态，与睡眠正常者在人格、认知活动和情绪表现等方面均存在很大差异，昼夜间均存在紊乱状态。晚间的难以入眠，造成患者白日精神萎靡、乏力，无力应对正常的工作和生活，以致痛苦不堪，入夜反精神亢奋、烦躁不安、辗转难眠等，在"昼不精，夜不瞑"的状态中往复，形成恶性循环。因而在治疗过程中，不能只着眼于夜间安眠，同时要注重调理"昼不精"，从而恢复"昼精而夜瞑"的正常生理状态。

医家小传

这里有我毕生热爱的事业

在怀柔区中医医院康复门诊，有一位特殊的医生。她满头银发，坐在轮椅上，背微微佝着，温和的话语令人如沐春风。她就是 73 岁的李祥舒。

"我这辈子只做了一件事，就是把全部精力奉献给怀柔区中医医院。"曾任怀柔区中医医院院长的李祥舒，见证了这所医院从无到有、从小到大、从弱到强的发展历程。培根育树深情在，灿烂夕阳颂晚晴。李祥舒舍不得离开自己一生奋斗的事业，舍不得放下为患者服务的责任。这些年来，坚持坐着轮椅出诊，已经成为她的习惯。

（一）团结一致建名院

1991 年 4 月，李祥舒担任怀柔县中医医院（怀柔区中医医院前身）院长。当时刚建院没几年，医院只有一座不足 2000 平方米的小楼，门诊和住院病房都在这座楼里。李祥舒盘点了一下家底，医院只有 57 名医护人员、7 个科室、50 张病床、2 台显微镜和一台 50 毫安的 X 光机。

家底单薄、设备简陋，还不是最难的。让李祥舒最头疼的是队伍中专业力量奇缺。

要做事业带头人，自己先要成为行家里手。李祥舒报名参加了北京东直门医院进修学习班。她每周一至周五到东直门医院学习，周末回怀柔县中医医院查房带教。整整14个月，她坚持奔波于北京城区和怀柔之间。

为了及时把最新的学习内容传授给医院的年轻同志，李祥舒周末回到怀柔的第一站从来都是单位。每周回来后，她抓紧一切时间边工作边带教，将学到的理论与临床经验相结合，在查房、问诊过程中毫无保留地传授给年轻医护人员。

"我最难忘的是来到医院教学和义诊的老先生们。"李祥舒说，"他们一分不要，一心奉献，为的就是怀柔区中医医院的事业发展。我经常对院里的年轻人说，我们对这些老先生应该永远铭记、永远感恩。"

在李祥舒的多方联系下，北京中医药大学王永炎教授、孙塑伦教授等在怀柔区中医医院带教培训、协助建科；全国知名中医专家刘渡舟、刘弼臣、关幼波等来院开展义诊、查房会诊；北京中医医院张炳厚教授、李广筠教授等来院指导教学。在他们的指导下，怀柔区中医医院的医护人员分别组成了专科小组，由专家一对一培训指导。

院领导班子瞄准为怀柔区人民提供更高水平医疗服务的目标，按照"引进人才、壮大实力、创建科室"的原则，从全国各地引进12名具有本科学历、副主任医师以上职称的优秀人才，建起肾病、脑病、脾胃病、痹症、呼吸病等8个院内重点专科。"这种水平的科室建设，在全国区县二级医院是领先的。"李祥舒说。

医院建设上了轨道，李祥舒心里却没有丝毫懈怠。她心中还惦记着一个大事：怀柔区中医医院如何姓"中"？经过多方求教、集体研讨，院领导班子决定将中风病作为突破口，将其全力打造成怀柔区中医医院的特色重点专科。

怀柔区中医医院在全区开展了农民健康状况调查，通过对1081份调查问卷的汇总研判，建立了山区、半山区和平原不同地域的疾病谱。在此基础上，完善预防、治疗、护理、抢救、康复等中医诊疗环节，形成了系列配套诊治措施。

为了集聚全院之力打造中医特色，李祥舒主持举办了"西学中"培训班，让全院西医医护人员系统学习中医知识。同时，怀柔区中医医院与区外医院在医、科、教、研、防等方面挂钩合作，以科研带教学、以教学促临床，使全院中医特色日益凸显。

1996 年，在北京市中医药管理局二级甲等中医医院验收中，怀柔区中医医院以 976.8 分的成绩取得第一名，成功创建二甲。回忆起那段往事，李祥舒感奋之情跃然脸上。她说："我们医院有一支认真工作、不求回报，肯吃苦、不怕累、不怕难的队伍，这个成绩是大家齐心协力取得的。"

（二）倾囊相授育人才

"要当好院长，首先要做一名称职的医生。"李祥舒说。她每周出三次专家门诊、两次查房。据不完全统计，在职期间，李祥舒共接诊患者 13 万余人次，解决疑难重症患者 2000 余例次，组织参加抢救危急重症患者 4200 余例次，组织疑难死亡病例讨论 260 余例次。医护人员说："李院长不仅是我们事业的带头人，也是我们专业上的楷模。"

1988 年，李祥舒被破格晋升为副主任医师；1994 年，她又被破格晋升为主任医师。她参加了国家"七五"和"八五"中风病攻关科研课题，参与完成《四季养生要诀》等 3 部专著的编写，先后获得国家级、部级、市级科技进步奖多项。2012 年底，李祥舒被评为怀柔区第一批名老中医。

在年轻医生们眼里，李祥舒还是一个热心的老师。她常说："我把积累的知识教给你们，你们掌握后用于临床，可以让更多患者受益。"多年来，李祥舒坚持带教跟师，将积累的经验倾囊相授。2017 年 3 月，李祥舒做了腰椎管手术，术后需要静养。她不能在门诊问诊带教，就把 4 名跟师的年轻医师叫到家里讲课。"李院长的讲义 30 多页、上万字，都是她一个字一个字用心写出来的。"年轻医生王娟激动地说。

从医 53 年，李祥舒为年轻医生成长成才铺路搭桥。在职期间，她讲课 3400 余学时，涉及神经、循环、呼吸、消化、泌尿、内分泌系统等 30 余个病种，培养医师 90 余人，带教本科生 350 余人。退休后，李祥舒依然活跃在临床一线，在工作室传承培养了一批又一批优秀的中医人才。

（三）医者仁心赢口碑

李祥舒行医多年，水平高、名气大，拥有一大批"粉丝"，很多患者从全国各地慕名而来。想挂她的号还真不是件容易的事，许多患者都是提前几个小时就排队来挂她的号，每天年轻医师的跟师只有 15 个号，但是李祥舒对于患者是有求必应，加到 20 多号是常事，有时患者多了，李祥舒能从上午一直看到下午两三点钟，连喝口水的时间都没有，更顾不上吃饭了。三个徒弟都坐得腰酸腿疼，李祥舒面对患者却依旧平心静气地问病情、找病根、开方剂。她说："患者来找我，就是对我的信任，我不能辜负他们。"

"要让患者满意"，这是李祥舒的职业追求。她说："待人如己，服务至上，为患者服务，让患者满意，是怀柔区中医医院永远的信条。"在李祥舒的带领下，怀柔区中医医院荣获"全国文明单位""首都文明单位标兵""怀柔区文明单位""怀柔区十佳文明服务场所"等称号。

看今朝，李祥舒非常欣慰。今天的怀柔区中医医院已经跻身三级甲等中医医院行列，成为北京中医药大学非直属医院、怀柔区中医药适宜技术培训基地、怀柔区医学检验质量控制和改进中心，拥有"全国基层名老中医药专家传承工作室"两个，"北京中医药薪火传承'3+3'工程基层老中医传承工作室"两个……

李祥舒做过多次手术，现在出行基本靠轮椅，但她依然坚持出诊。她说："这里有我毕生热爱的事业。想到怀柔区中医医院，我心里就有一种责任、一种力量、一种热情，督促着我把工作干得更出色。只要身体允许，我会一直干到干不动为止。"

（执笔：易梅子　宋明晏）